U0010545

健康檢查

你需要知道的一〇一個健康檢查知識

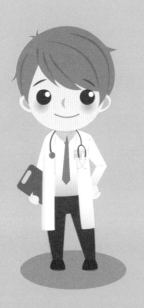

醫學檢驗博士 **詹哲豪** —— 著

全球醫院管理顧問(股)公司 鑑修

晨星出版

將此書獻給 林義龍醫師

感謝好友這麼多年來
在工作專業及生活上的協助與指教

傑作源自看似不起眼的堅持

　　身為一位執業的耳鼻喉科醫師，雖然不像內科系醫師在臨床診治上那麼依賴實驗室的檢驗報告，但自習醫、從醫以來也都深刻明白，實驗室的檢查作業對整體的病症診斷、醫療處置及治療監控等來說，也是相當重要的一環，簡單說就是醫師在工作上的好幫手。這正好也說明了我與詹哲豪君相識十幾年來的過程。詹君之前在台中開設醫事檢驗所及醫療儀器公司，致力於過敏原相關的專業檢驗工作，我與中區許多耳鼻喉科、小兒科醫師在氣喘、過敏性鼻炎診治；過敏檢驗及後續衛教等專業知識上，相互學習、交換心得，大家也因而成為忘年之交。

　　幾年前，得知詹君為了減輕照顧他重病母親的負擔，另闢跑道，幫忙友人推廣「預防保健」的檢驗工作。那時，我就知道，詹君以他曾經擔任過大醫院檢驗科主任的經歷，加上長年對檢驗專業知識的認知與不懈怠的學習，任何與醫學檢驗相關的工作，都可勝任愉快且能有所貢獻。果然，詹君把他這段時間的工作經驗及教學資料，集結成《健檢報告完全手冊》出版，當時，我就樂於為他推薦。

　　近日，詹君的家庭與工作出了些許狀況，我感到他面臨了不少困擾，但在出版社的支持下，持續專注於寫作，陸續完成數本與微生物、流行病、過敏、醫學檢驗相關的「科普」書籍。我們曾聊起，雖然《健檢報告完全手冊》在市場上的反應不錯，但詹君求好心切地認

為還是不夠好，因為還不是很貼近一般民眾想多瞭解「健康檢查」、「健檢報告」的渴望。於是他跳脫一般「醫學書籍」寫作的思維，努力思考與堅持——如何利用他歷經多年訓練的洗練文筆，將艱深的醫學檢驗知識寫得「平民化」、「趣味化」又不流失專業性，這看似不是什麼特別重要的事情，卻是詹君看很重的寫作堅持。

當我閱知《你需要知道的101個健康檢查知識》內容有關預防保健檢查及各種抽血檢驗項目的臨床意義與應用後，詹君簡潔又不失專業的文筆，必然會有回報；精美的圖片和審慎整理的表格，讓圖文並茂的整本書好讀起來的編排後，就明白作者與出版商是可以如此合奏出優美的「協奏曲」。對想透過出版品來快速明瞭醫學檢驗或健康檢查的一般民眾來說，這絕對是一本讓您容易吸收、對您有益處，且可體會出作者對「醫學寫作」看似不必要的堅持與用心之好書，我很高興能為之寫序！

前台中市診所協會理事長 林 義 龍
二〇一六年十二月

民眾應要多瞭解 預防保健是條艱辛之路

　　民眾在路上或許曾看過一種門市招牌，上面寫著「某某醫事檢驗所」、「某某X光放射檢驗所」。這是合法開業的私人醫事機構，如同滿街的診所一樣，屬於基層醫療（事）院所，只是醫事檢驗所的數量不多，分佈在各鄉鎮、社區。衛生主管機關核准檢驗所的執業範圍基本上可分為兩方面。其一，與健康保險局有特約者，可替持檢驗醫囑（如同用藥處方箋）及符合保健資格（像是簡單的成人健檢、國健署推廣的免費癌篩）之民眾做檢查，或接受診所的委外代檢服務，再向健保局申請費用。另外則是民眾自主想做的檢驗，如一般的驗尿、驗血；預防保健全身檢查；婚前健檢等，這是不需要醫囑的、民主、自由意願的「消費」行為。

　　種下一顆「關心健康」的種籽，日後長出「幸福美滿」的果實。相信遍佈各城鎮、一步一腳印困苦經營醫事檢驗所的醫檢師都有共識，全球醫院管理顧問（股）公司旗下的各醫事檢驗所願做社區預防保健的先鋒，除了將不輸給大醫院的醫學檢驗服務展現在大家面前，為鄉親的健康把關、作建議。更應進一步宣揚民眾並非「無知」，自己有權選擇如何「管理」健康。這種「基層」力量及節省健保醫療支出的效果，是衛生主管機關所不能漠視的！

　　全球醫院管理顧問（股）公司向來以「專業、服務、品質」做為企業的宗旨，這也是已故的創辦人朱俊興總經理終其一生致力之目標。為了樹立此形象，朱總廣結善緣、尊重專業、禮賢下士、全力經營。大約七、八前，我們透過友人結識了在中部頗有名氣的詹哲豪博士，誠心邀請詹博士擔任企業體的顧問。但當時朱總心中有個更大

的目標，斥資上千萬在台中購買近兩百坪的地產，請詹博士設計規劃一個大型的中央實驗室，以做為企業體系下所有醫事檢驗所最強力的後盾，並聘請詹博士任職「醫學檢驗研發部」主任及擔任檢驗所負責人，請他為預防保健工作提供專業的建議與內部教育。

後來我們輾轉得知，詹博士當時同意願與全球醫院管理顧問（股）公司一起打拼，是因為他在台中實驗室曾見識過客諮人員及健診護士對客戶的健檢報告有著專業之解說與關心，並且得知這是朱總多年來對同事的親自教育。詹博士感到很驚訝，覺得這是一個值得與之共同奮鬥，挑戰「預防保健是條艱辛之路」的好企業。當時，詹博士和朱總把這兩年在預防保健的工作經驗及給「健康管理師」、健檢護士的教育訓練內容，去蕪存菁地編寫成書，交由晨星出版事業集團出版《健檢報告完全手冊》，讓一般民眾能在做完健康檢查或醫療檢驗後輕鬆看懂報告，且能確實執行後續的「自我健康管理」。

去年，詹博士告知全球醫院管理顧問（股）公司，他與出版社正在研議再出版一本較能貼近一般民眾的健康檢查書籍。詹博士請公司的客諮人員及健診護士收集並整理客戶對健檢報告常提的疑問，以及他們想知道的健康醫學知識，由詹博士與出版社負責成書。如今書稿即將付梓，全球醫院管理顧問（股）公司很欣喜預防保健工作的專業理念一步一步普及且實現！

全球醫院管理顧問（股）公司 謹識

二〇一七年盛夏

民眾面對健康檢查應該要知道的一些事

我從醫事技術學系畢業、通過醫檢師國家檢覈考試到取得台大醫學院微生物研究所學位後至今已近三十年。回想這段時光，除了前六年在陽明醫學院及台北榮民總醫院從事教學研究外，後來大部份的時光，還是操醫檢師的老本行（雖不是頂專注的，有一小陣子「逃兵」），無論是在大醫院上班或自行開業。

所以，我對我所謂的「醫檢師養成工作」是以臨床檢驗為主，沒有什麼特別不一樣的想法。直到幾年前，我遇見全球醫院管理顧問股份有限公司的創辦人朱俊興總經理，朱總對預防保健的「苦行僧」工作、全民要懂得顧健康的執著以及不輕言放棄臨床保健檢驗市場的理念，深深觸動了我，開了我另一隻眼！從他那裡，我學到了民眾該如何積極「顧健康」；面對健檢民眾（大部份是健康的個體）要如何解答他們對一般健康檢查檢驗項目的疑惑？如何看懂報告及教導後續的保健工作等等。

這段時間，我將我對臨床檢驗工作的了解及對保健檢查的概念與教學內容，集結成書，由台中晨星事業集團出版名為《健檢報告完全手冊》。沒想到在書附梓之際，與我同歲的朱總因癌細胞轉移辭世，不勝唏噓！我經常跟在天之靈的朱總說：「你放心，林經理（遺孀）會繼續帶著你的徒子徒孫，發揚光大！」感謝林清薇經理，至今還一直關心我、照顧我及指導我。

《健檢報告完全手冊》拿到手上後，與一般作者沒有什麼兩樣，從頭到尾再仔細讀一讀（重點是為再版時的修訂）。雖然在寫作時、出版前已「定型」在這會是一本居家保健的「半工具書」，與坊間的

醫檢、健檢相關書籍相比，稍嫌厚重（包括醫學檢驗的專業），不易貼近一般民眾（擔心賣不好）。於是邊校讀邊思考，根據之前的保健工作經驗，擬出約百來個民眾面對健康檢查經常會有的疑問，於是與晨星出版公司的主編說此出版另一本健檢之書以補《健檢報告完全手冊》不足的想法，經過研討與評估《健檢報告完全手冊》銷售紀錄，不過，資料裡看不出來這些捧我場的讀者到底是一般民眾，還是當初預設的學生或醫學相關工作者，何人比較多？晨星集團陳社長提出一個「網路新世代閱讀習慣」的出版思維，令人欽佩！他要屏除「XX問與答」、「XX百問」的出版老臭。指示我以左文字、右圖表的方式（找可購買及重製的合適圖片來輔助醫學文字說明是件大工程）；一小章「須知」以不超過四頁的短篇；用寫故事（而非單純資料謄記）的方法來闡述深奧的醫學健檢知識，分為以民眾最常做的尿液、血液、生化及血清為主之健檢項目逐一介紹的「健康檢查您想知道的事」及與一般健檢前「您需要知道自己身體的知識」兩大篇，於是有了《你需要知道的101個健康檢查知識》。我認為出版社將書名訂為101不只是數字問題，而另有登峰造極之意。

　　過去曾聽過一句話：「藝術家往往在他最痛苦的時候，誕生出傑作。」寫序之際，我得老實承認，這段寫作期間，我面臨長年臥病的慈母解脫了、家庭與工作巨變、財物問題出狀況等，在「痛苦」下堅持，努力以赴。當然，不敢往臉上貼金說這是什麼outstanding masterpiece，但我認為連同一起完成之另外兩本與流行病病原微生物及過敏有關的故事書，是我這半生寫作的精華，請各界讀者買書看完後，不吝指教！

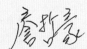

紀念朱總　二〇一六丙申年冬

CONTENTS

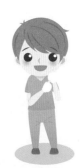

【須知貳】您需要知道自己身體的知識 142

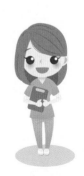

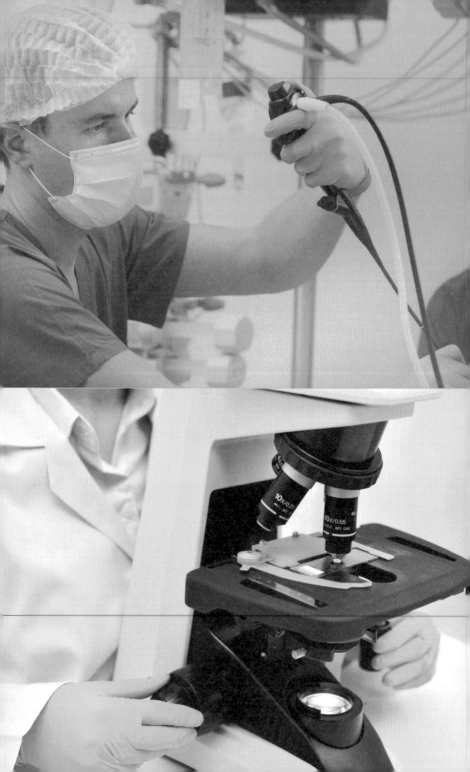

健康檢查
您想知道的事

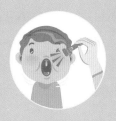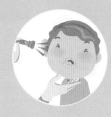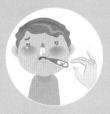

001 定期健康檢查很重要
該如何選擇適合自己的健檢？

諮詢專業醫護人員的意見，才能選出最適合自己的健檢項目。

　　無論您的年紀大小，定期做健康檢查對維護個人健康及家庭幸福來說非常重要。在做檢查前應先向專業人員（包括醫師、醫檢師、健檢護士或健康管理師）諮詢，「顧健康」像是買保險，錢還是要花在刀口上。

　　就一般人的認知，所謂的**醫學檢驗**即是當我們去醫院看病或生病住院時，為了確實達到臨床診療目的，醫師會視**病情需要**開立**檢驗醫囑**。由病房護士、醫技人員或檢驗科的醫檢師，依據檢查項目採取我們體內的血液、體液、分泌物、組織細胞或收集排出的尿液、精液、唾液、糞便等，送至檢驗部門進行分析化驗，以得到科學數據（檢驗報告）供作診治參考。在這麼多沒有人真正去統計確實數量且林林總總的醫學檢驗項目（包含醫學影像的X光、超音波等檢查）中，哪些適用於**預防保健**？或你對**健康檢查**和**臨床檢驗**項目有何區別看法？把這個問題就教於從事臨床檢驗工作二十年以上的醫檢師，可能會得到許多不同的答案與見解。

　　當您透過專業諮詢或已知經常性的保健檢查後，接下來應衡量自身的需求與經費預算。若決定要做全面（身）性、住院式的「高階」健康檢查，當然大醫院或國內坊間獨立的健診（檢）中心是很好的；但您若只要做一般抽抽血、驗驗尿的預防性保健檢查，如「三高保健」、肝功能、癌症篩檢等，我建議不需要非得到大醫院（耗時又費財）不可，在您住家或社區附近有由**醫檢師**主持**執業**的「醫事（X光）檢驗所」也可為您做專業又貼心的服務，我認為這可能是經常被您忽略的一種好選擇。

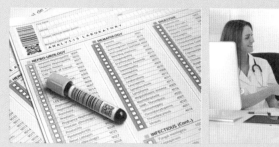
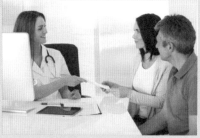

諮詢醫護人員或專業健檢規劃師的意見，選擇最適合自己的健康檢查

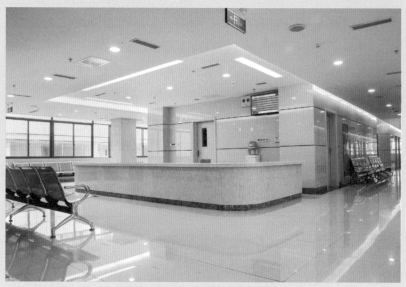

國內一般大醫院健診中心接待櫃台

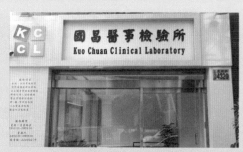

國內由醫檢師執業的檢驗所

002 常做的抽血健康檢查項目

血液是最常用來分析的檢體，可測得有醫學意義的物質繁多。

我常碰到民眾問我：「我只做抽血的健康檢查，這樣夠了嗎？」基本上，我會如此回答：「以常做的健檢項目來看，血液的檢驗分析是夠了，但還是得看您是否需要其他的輔助檢查？或是等抽血檢驗報告出來後，再研究決定是否要做其他進一步的追蹤或確認檢查。」

血液是維持人體正常生理運作所不可或缺的重要東西，動物體所有組織細胞所需的養份、能量和氧氣都要藉血液運送來，並帶走不要的排泄物；各種細胞在生長、正常代謝或執行生理功能（如免疫反應）時所釋出的物質也要排到血中才能運作。換句話說，血液裡的化學成份可反應人體內各器官的新陳代謝總合，這些循環於體內的物質時時有變動，若能偵測出其**質**或**量**的變化，是絕對有病症診治上的臨床意義與價值。血液是**血球**加**液體**所組成，扣除約佔45%、數量總合每微升（μl）約4～500萬個的紅血球、白血球及血小板，其餘55%液體成份稱為血漿（plasma）。至於每公升血漿的組成為900～910毫升水、65～85公克的蛋白質（成份較為複雜多樣）和20公克的低分子量物質（多種電解質、無機鹽、氣體和有機化合物），以及細胞代謝產物、各種營養成分。人體的生理或病理變化往往引起血液成份改變，所以檢測血液裡某些重要物質的異或常是有臨床意義的。

血液自血管被抽離出來後，在室溫下五至十五分鐘起開始凝固，若將血液置於低溫下可稍微延緩凝固（凝固作用時間較長）。在未凝固前加入**抗凝劑**anti-coagulant（或將採血器裡的血打入含抗凝劑的試管中搖一搖混合）可阻礙血液自行啟動的凝血機轉，血球與液體均勻混在一起的檢體稱為**全血**（whole blood）。使用全血檢體來做的檢查項目，近十年被開發得愈來愈多。

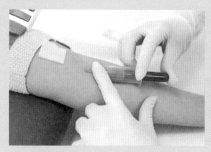

一般所謂的抽血是以採靜脈血為主

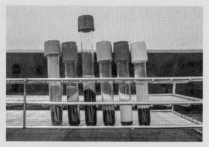

常用的各式抗凝劑採血管

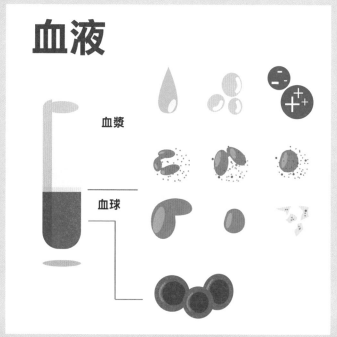

血液

血漿

血球

血液的主要成份是血漿及血球

　　加了抗凝劑的血液經離心（centrifugation）所得到的上層液體叫作**血漿**。血漿與血清的內含物大致相同，只是血漿多了沒利用的**纖維蛋白原**、**凝固因子**及外加的**抗凝劑**。為了不同檢測目的而要取得血漿時，實驗室必須選用合適的抗凝劑並了解它們對檢查的影響。

003 檢驗報告解釋
與正常參考值的關係

正常參考值是解讀及判斷檢驗數值的依據或標準。

過去大家掛在嘴上的是正常值（normal range），現在才漸漸明白──科學上，每一件標本裡所要測定的化合物是沒有所謂的「**真值**」（true value）只測知「**相對值**」。每一項檢驗報告後面所附的數據和單位，應稱為**檢驗參考值**（reference range）或**正常參考值**比較好。

經科學實驗找到偵測溶液裡某種物質的基本原理和方法後，藥廠、儀器商自然會**積極開發**該項「檢查」在臨床上的大量使用。上市前，必須有一套審核標準以取得各國政府衛生單位（如美國FDA）的販售許可（體外診斷試劑的標準會比動物或人的用藥來得低一點），其中就包括有一定統計意義標本數的**實測**結果。

因實驗方法、儀器設計原理及使用試劑不同，在研發檢驗項目時都會經過審慎的測試，如**穩定性、再現性**及其他方法原理的**比對一致性**。最後大多還會（或配合學術研究、流行病學調查）做大規模的臨床試驗，依性別、年齡群取得一般民眾的檢體，大量的分析數據得到一定的統計意義，如此才會知道將來某一群95 ％「正常」人，舉例說明，他們的**飯前血漿葡萄醣**可能會落在**71～100 mg/dl**這樣的**健康參考值**（health-associated reference value）內，高或低於數值範圍雖並不一定代表生病，但畢竟所顯現出**異於常人的數值或生理現象**（有時還要看高或低多少的程度）是有其臨床意義的。過去我們大多參考歐美國家的數值，目前有許多檢查已具備亞洲人及國人的健康參考值。

如何利用正常參考值來解釋檢驗報告

每間實驗室（如醫事檢驗所、醫院檢驗科）所使用的儀器、試劑不

國昌醫事檢驗所 H003

結果值欄內空欄表未檢　紅色表示應多注意
有疑問應於收到報告兩日內提出複檢申請參考值內為正常範圍
本報告僅供醫師參考

身高：　　　體重：　　　血壓：

區域：　　　　　　抽取檢體：
姓名：　　　　　　血生日期：
編號：　　　　　　性　別：

HAEMATOLOGY EXAMINATION 血液檢查

WBC白血球(4000-11000)		/μL
RBC 紅血球(男:4.5-6.0 女:4.0-5.5)		X10⁶/μL
Hgb血色素(男:14-18 女:12-16)		g/dL
Hct血球比容量(男:34-54 女:34-50)		%
MCV平均紅血球容積(80-100)		fL
MCH平均紅血球血色素量(26-34)		pg
MCHC平均紅血球血色素濃度(30-36)		%
Platelet血小板(140-440)		X10³/μL

DIFFERENTIAL COUNT 白血球分類

Neutrophils 嗜中性球(40-75)		%
Lymphocytes 淋巴球(20-45)		%
Monocytes 單核球(2-10)		%
Eosinophils 嗜酸性白血球(1-6)		%
Basophils 嗜鹼性白血球(0-2)		%
ABO (grouping) 血型		
Rhesus (Rh因子)		
ESR紅血球沉降速率(1hr<15,2hrs<25)		mm/hr

URINE ANALYSIS 尿液分析

Appearance 外觀(yellow)		
Protein 尿蛋白(-)		
Sugar 尿糖(-)		
Specific Gravity 比重(1.005-1.030)		
Urobilinogen 尿膽素元(-)		
Bilirubin 尿膽紅素(-)		
Ketones 尿丙酮體(-)		
Occult Blood 尿潛血(-)		
PH 酸鹼值(5.0-8.0)		

Blood Glucose 血糖

Fasting 禁食血糖(70-100)		mg/dL
Random 隨機血糖(90-140)		mg/dL
HBA1c醣化血色素(4.6-6.3)		%

LIPIDS STUDIES 血脂肪

Triglyceride 三酸甘油脂(30-150)	48	mg/dL
Cholesterol 膽固醇(<200)	144	mg/dL
HDL-Cho高密度膽固醇(>40)		mg/dL
LDL-Cho低密度膽固醇(<130)		mg/dL
VLDL-Cho低密度膽固醇(<0-35)		mg/dL
CHO/HDL 血管硬化機率(<5.5)		
LDL/HDL 冠氣機率(<3.55)		

LIVER FUNCTION TEST 肝臟功能試驗

SGOT數草轉氨基酵素<37	18	U/L
SGPT數丙轉轉基酵素<42	11	U/L
ALP鹼性磷酸酶(35-129 男<600)		U/L
γ-GTP膽道酵素判別(M:11-61 F:9-39)		U/L
T-Bilirubin 總膽紅素 (0.1-1.2)	0.68	mg/dL
D-Bilirubin 直接膽紅素(0.0-0.5)	0.21	mg/dL
Total Protein 總蛋白(6.3-8.7)		g/dL
Albumin 白蛋白(3.5-5.5)		g/dL
Globulin 球蛋白(2.4-3.6)		g/dL
A/G白/球蛋白比(1.1-2.5)		

HEPATITIS SCREENING 肝炎病毒檢查

HBsAg B型肝炎表面抗原<1.0(-)	(-)	COI
HBsAb B型肝炎表面抗體>10(+)	(+)	IU/mL
HBeAg B型肝炎E抗原<1.0(-)		COI
HBeAb B型肝炎E抗體>1.0(-)		COI
HBcAb B型肝炎核心抗體<1.0(-)		COI
HAV-IgG A型肝炎IgG抗體<20(-)		COI
HAV-IgM A型肝炎IgM抗體<1.0(-)		COI
Anti-HCV C型肝炎抗體<1.0(-)		COI

國內常見的健康檢查報告單

同（不僅有品牌差異甚至整個分析原理不同），其正常參考值必須依照該項目檢驗方法（廠商儀器試劑手冊所載）之分析為標準。除了數字外，民眾或解讀報告者（如醫師、醫檢師、健診護士）要注意的反而是單位，不一樣的單位表示法會呈現千百倍的落差，如果只是數字上的些許差別，大概可以斷定某兩個單位發出檢驗報告所使用的基本方法、分析原理及單位表示相似，只有儀器試劑品牌使用的差異而已。

一般人在「解讀」檢驗報告時常見有兩個迷思，一是「真值」，另一為「**非紅字的正常值**」是否愈少愈好？檢體裡某種化合物不可能完全沒有，端看是否測得到（檢測方法的**靈敏度**）或「切值」（cut-off value or ratio）訂定之高低，此時，正常值會以xxx～xxx表示，小於參考值下限只代表該項目您比95％健康人要來得低，沒有**特別好或不好**，除非已出現臨床上病症之絕對判斷。如果明瞭該檢測物質是什麼？其生理特性是正常群體或健康者體內不該出現的（生病了才有），這類檢驗項目的參考值通常會以0～xxx或＜xxx表示，「**看上不看下**」，這時或許可說**沒有或愈低愈好**！

004 物美價廉的健康檢查「套組」

多種相關的檢驗項目經常需要同時測定，不完全是以量制價。

許多從事健康檢查工作的醫事人員常碰到民眾有類似的疑問：「抽血的健康檢查項目為何要一次做那麼多項？雖然換算下來是比較便宜，但真的是有必要嗎？」我聽過一些他們是如何解答民眾的疑惑，其實不是很滿意他們所給的答案！這個問題原則上類似有「只能做不能說」及「只能說不能做」兩個層次。

一、基本上收到同一支檢體，能做的項目當然愈多愈好，除了經濟效益較高之外，現今的檢驗均已採全面自動化，一併「上機」的項目愈多，品管及試劑的攤提成本愈低（cost down）。

二、學理上，某些雷同但又有些許差異的項目（特別是酵素類）組合成「套檢」是有臨床或健檢意義的，拆開來或只做其一反而沒道理。例如常做的**肝功能酵素GOT、GPT**共同檢測在結果數據判斷上較有意義，而另一項與酒精性肝炎較有關聯的酵素**γ-GT**，是否要規劃在同一組套檢內則見仁見智或視客戶的「口袋深度」而定。

三、本身就是一大項檢驗的細分小項（看健保給付的項目及點值最準），因分析儀器檢測原理設計而不可分。例如**全套血液常規檢查**（CBC）裡八小項中的計數分析值**平均紅血球容積**（MCV）等，機器一跑全部數據都出來，沒有必要單項切割；另外，**白血球分類計數**也是一樣，儀器一次就可跑出三項或五項不同白血球的比例及數量，只分類報告淋巴球亦可，一項100元，那為何不用300元得到所有的數據報告？而**尿液化學分析**也是一樣，沒有人只驗尿蛋白，因為尿液化學試紙不是四項就是十項，做一次就有尿糖、尿蛋白等多項。這些不可分的「套檢」，只是被檢驗業者拿來「充胖」，讓受檢者感覺「大碗（項目多）又便宜」。

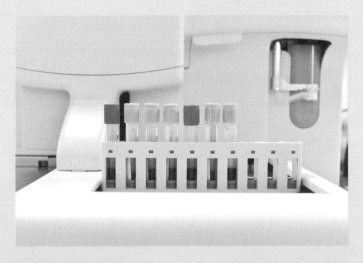

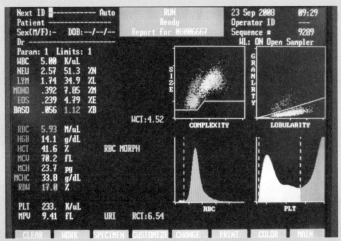

血液常規檢查所用的自動分析儀及其多項數據報告圖

005 帶著健檢報告去看醫生時 都要再驗一次？

面對任何檢驗報告，醫師會以他專業的診治經驗決定要不要覆驗。

我從事醫學檢驗及健康檢查工作多年，經常教導醫檢師或健診護士在向受檢者解釋健康檢查報告時，只能說明做此檢查的意義，最多加上此次（項）檢驗數據異常可能代表的臨床生理意義。千萬不可犯了天條——向健檢民眾說：「你可能有了○○病。」這是侵犯了醫師在診治職權上的大忌！舉兩個淺顯的例子。某位民眾的報告上，兩項肝功能酵素GOT、GPT有些許高（紅字結果），千萬不能說：「您有肝病！」，因為他可能沒有驗其他肝功能酵素及**甲型胎兒蛋白（AFP）**，或者是有驗但數值都正常，因此，頂多說：「您可能有脂肪肝或肝細胞輕微發炎的現象。」另外，健檢民眾的**血色素電泳分析**（Hb-Ep.）報告呈現異常結果，同樣不能說：「您有地中海型貧血！」，因為她的全套血液計數（CBC）可能都正常或是沒有驗其他貧血相關檢查，因此，只能說：「您可能帶有**海洋性貧血**（參見60頁）的異常遺傳基因。」

民眾也常在回診時，問我們：「為何你說我的健檢報告上有紅字（不正常）的部份，要去看醫師尋求診治，而我去看醫生時卻又要我抽血再驗一次？」類似這樣的疑慮。首先，絕對不是醫師不信任先前健檢報告的準確性或質疑檢驗單位的能力，或許是該檢驗方法所呈現的正常參考值醫師不適應判斷，他習慣於自己醫院的檢驗報告；另外，有些疾病或健康問題診治與檢驗數據的關係有**時效性**，一年前的飯前血糖值超標一點，當下才去看醫生，當然要重驗！最後，原則上當醫師判斷「健保報得過」，幾乎所有檢驗都要重做，不然，大醫院那來的健保收益？

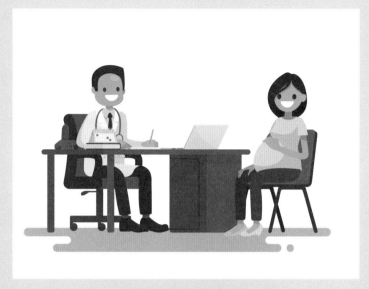

帶著健檢報告去給各科醫師診治是很重要的

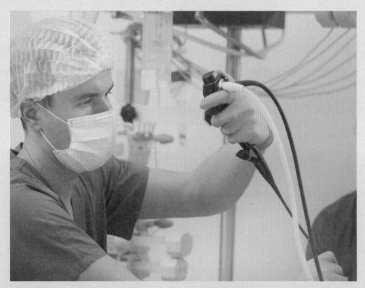

抽血的健康檢查常是屬於「初篩」，有異常才需做進一步的檢查

006 尿液的外觀

當實驗室拿到尿液要執行常規分析前，通常會看一下尿液的外觀，這樣的主觀判斷也會被紀錄成報告的一小部份。

一般說來，**尿液的物理性質**（physical examination of urine）即所謂的**比重**（specific gravity）測定及**目測外觀**（appearance），而外觀則以記錄尿液的**顏色**（color）、**性狀**（clarity混濁度）為主，正常描述記錄見下表。

尿液可說是身體循環血液流經腎臟後的濾清液，成份約是95%的水及5%的代謝物。正常新鮮的尿為淺黃色，這是因為小便中有一種黃的尿色素。但若是喝水多，尿液的淺黃色會更淡；喝水少、憋尿或尿液檢體放置過久時，顏色會偏黃褐色，這是因為尿色素濃縮或部份氧化之故。所以，發報告的描述記錄為正常：淺黃色～黃褐色。

臨床上，常可見到某些「怪」顏色的尿，可能與一些疾病有關，特整理於右頁表供參考。加上性狀的變化，簡單說，因特殊飲食、中西藥物使用、生理代謝、肝膽功能有問題、感染、血液以及少見的遺傳代謝性疾病，常會造成尿液顏色及性狀的異常。除非是放置過久或收集24小時的尿液因「長菌」而略顯混濁，理論上，採集正確且新鮮的「中段」尿液，應該是清澈透明的。若是呈現濁濁的，首先要看同時檢查的**尿蛋白**正不正常。

尿液外觀	正 常 記 錄 報 告
顏色color	yellow / 淺黃色～黃色
性狀clarity	clear / 透明清澈～些許混濁

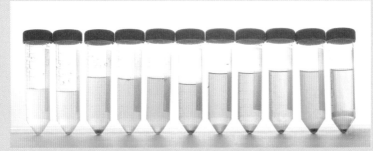

自左數來五支試管可算是正常的尿液顏色

怪顏色	可能的原因	生理病理狀況
茶褐色	衰老紅血球的血色素血基質經代謝後形成膽紅素、膽綠素及尿膽素原，這些代謝物大都會回收再利用，少數會出現在尿中。當尿裡有太多的膽紅素時會呈現深茶色，搖晃後出現像茶泡般不散。	肝膽病變所導致的膽汁滯流；膽結石阻塞；膽囊炎；黃疸性肝炎；肝硬化；肝內或肝外膽道阻塞。
醬油色	紅血球大量破壞後，血色素在血流中透過腎臟排到尿中而呈現深紅黑的醬油色。	因各種生理或感染的敗血症、病理因素所導致的溶血。如輸錯血；溶血性貧血；黃疸性肝炎；急性腎炎；嚴重燒燙傷。
綠色	顏色有淺深之分，大多的綠色尿與服西藥有關，很少是疾病造成。	服用消炎藥後；霍亂；斑疹傷寒；高血鈣症；維他命D中毒。
牛奶色	由於脂肪乳濁液滲入尿中，有時混有白色凝塊和血液（草莓牛奶）。此意味著體內淋巴管有病變。	常見於絲蟲病，少數是腹結核、腫瘤壓迫或手術創傷。勞累、吃太多高脂食物及妊娠時也可能會出現。
紅色	1公升尿液中若有1cc鮮血，用肉眼即可看出紅色的血尿。	常見於下尿路結石刮傷尿路，泌尿系統感染、創傷、腫瘤也會有。
黃灰色	膿液混入尿中，使尿呈現混濁、懸浮絮狀的黃灰色。常伴有尿急、頻尿但不順、尿痛、腰酸、發燒。	最常見於腎盂腎炎、腎積膿、腎結核及尿路感染。
黑色	黑色尿較少見。大多是因溶血後的血色素氧化或病理性肌紅蛋白破壞後排入尿液使尿呈深紅黑色。	常見於惡性瘧疾、急性血管內溶血。某些藥物使用、酚中毒。黑色素瘤患者也會出現黑色尿。

007 尿液比重 sp. gr.

檢測尿液比重是想了解尿液裡溶質物的濃度，藉此可看出一些生理或
病理的現象與徵兆。

在相同溫度下，物質與相同體積純水的重量比稱為比重，若把純水的比重設定為1.000，相較溶液中的溶質濃度愈高、密度愈大，比重數值（specific gravity）也愈大，大於1.000。

腎小管和集尿管能回收一部份血漿濾液中的水份，所以尿液的「濃度」理應大於血漿過濾液，因此，我們每天排的**尿量及其濃度**，明白表示腎臟是否能正常**控制體內水份**及**電解質的平衡**。測定尿液的比重或滲透壓可明白尿中**總溶質**的濃度，稀薄的尿液（回收濃縮水份少）是腎臟疾病或抗利尿激素ADH（anti-diuretic hormone）缺少的一個指標。正常尿液的比重隨著水分攝取之多寡而異，因此**隨機尿**的比重**差異很大**，可從1.003到1.025不等，通常介於1.010～1.025。適當水份攝取及飲食的24小時尿液比重約1.015～1.022；早晨初次尿液的比重較高，約1.015～1.025；新生兒尿液的比重約1.002～1.004。若隨機尿液的比重大於1.020，表示腎臟的「濃縮」能力良好；若超過1.035～1.040應可推測有「異物」（像是葡萄醣、放射顯影劑等）存在。

除去蛋白質之腎絲球過濾液的比重約1.007，如果這些濾液在腎臟中不經過任何處理，只有在通過腎小管時的簡單擴散作用，其比重會上升至1.010，也就是說，腎臟若完全喪失濃縮（或稀釋）能力，排出的尿液其比重仍可維持在1.010。因此，醫學檢驗上**將比重1.010的尿液**稱為**等濃度尿**（isosthenuria）；低於1.010的稱**低滲透尿**（hyposthenuria）；高於1.010則是**高滲透尿**（hypersthenuria）。有關測定尿液比重可能的異常狀況整理於右頁表供參考。

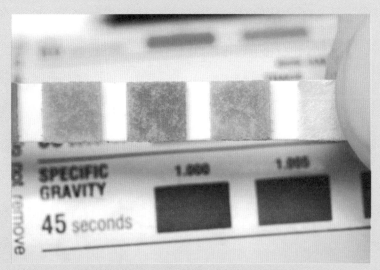

現今的尿液化學試紙條中都有一項比重測定的試劑格，
透過反應顏色的深淺而得到比重數值

項目/參考值	異常時可能代表的意義
比重 1.003～1.035	可評估飲水習慣（配合尿液顏色深淺比對）、腎臟濃縮能力及某些生理（如脫水、下痢、長期打點滴）或病理意義。

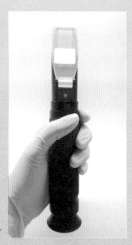

過去常用來測量溶液比重的折射計

008 尿液酸鹼值 pH

測定尿液的pH值，重點是可看出腎小管維持血漿及細胞外液氫離子濃度的能力。中性偏酸的尿液較好。

　　所謂的酸鹼值即是pH，正式化學稱謂「氫離子濃度指數hydrogen ion exponent」，是指溶液中氫離子活性的一種準度，通常也就是溶液酸鹼程度的衡量標準。正常飲食下，身體每天產生約50～100 mEq的氫離子，透過尿液將多餘的氫離子排出體外，以避免氫離子滯留體內造成「酸中毒」。因此，測定尿液的pH值，可看出腎小管維持血漿及細胞外液氫離子濃度的能力。正常尿液的pH值應為4.5～8.0。正常成年人在適當飲食下，24小時尿液的平均正常值約6.0。攝取過多的蛋白質（奶蛋肉）時尿液較酸，蔬菜素食者的尿液pH值大多超過6.0。用餐後一小時之尿液pH值接近7.0（偏鹼性），原因是多數的氫離子被用於胃酸消化；睡覺時尿液偏酸，因多數的細胞在行**呼吸作用**所致。

　　愛吃肉者、代謝性酸中毒（饑餓、腹瀉、糖尿病人）、呼吸性酸中毒（發高燒、肺氣腫）以及某些代謝性疾病（苯酮症）都會出現酸性尿（acid urine；pH < 4.0），而服用酸鹽類藥物治療鹼性結石所產生的酸性尿是有酸鹼中和的目的性。至於另一種酸性尿是因為尿中有糖份，且被順著尿液排出體外的酵母菌或腸內菌所利用醱酵的結果。當腎小管功能受損（氫離子與陽離子交換能力下降）會導致腎性酸中毒，而鉀缺乏的患者也會使尿液的pH值下降。

　　至於食用大量蔬菜、柑橘類水果（梅、李、莓類除外）和服用鹼鹽類治療酸性結石會形成鹼性尿（alkaline urine；pH > 9.0）。久置的尿液或某些尿道感染的細菌會分解尿素產生氨而讓尿液呈鹼性，呼吸性或代謝性鹼中毒（長期抽胃液、施打利尿劑）也會排出鹼性尿。

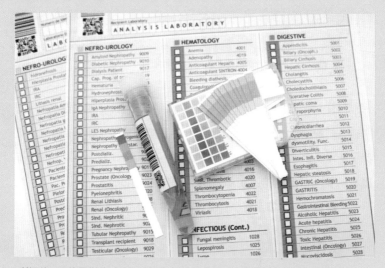

所謂的 pH 值是指溶（尿）液裡的氫離子濃度，愈多愈酸，試紙反應也愈黃紅

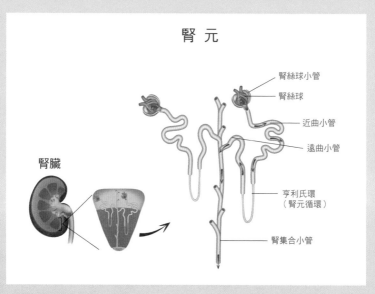

腎 元

腎絲球小管
腎絲球
近曲小管
遠曲小管
亨利氏環
（腎元循環）
腎集合小管

腎臟

人類兩個腎臟約有 240 萬個腎元（nephron），是尿液形成的基本組織。每個腎元的解剖結構由腎絲球（glomeruli）和腎小管（renal tubule）兩者組成，而腎絲球即為富含微血管的球囊狀物（鮑氏囊 Bowman's capsule），直接通連而成為腎小管

009 尿葡萄醣 glucose

正常尿液裡會測到些許糖份，但若是出現大量的葡萄醣，則可能與血糖過高、腎臟過濾或再吸收能力異常有關。

即使是一般民眾，也應該要先了解有關尿糖的三個重要名詞，並明白它們的差異。**糖尿（glycosuria）**或**葡萄醣尿（glucosuria）**是指尿液裡明顯存在有葡萄醣，而**醣尿（mellituria）**則為泛稱尿液裡有**醣類**物質。尿液是否出現葡萄醣由**血糖值**（blood sugar）（詳見62頁）、**腎絲球過濾率**及**腎小管再吸收能力**來決定。

正常情形下，腎小管對葡萄醣的再吸收能力約250～350 mg/min.，假如某個體的腎絲球平均過濾速率是每分鐘125 毫升，而動脈血糖濃度為200 mg/dl，因此，每分鐘進入濾液的葡萄醣有250 mg。若該個體腎小管對葡萄醣再吸收能力低於250 mg時，可能就會有葡萄醣從尿中排出。一般而言，血糖濃度高於160～180 mg/dl以上，腎小管將無法完全再吸收濾液裡的葡萄醣，此**血液中葡萄醣濃度**的**臨界值**稱為**「腎閾值」**（renal threshold for glucose）。

不過，正常尿液也可能會測得微量的葡萄醣，健康成人空腹時的尿液葡萄醣濃度約2～20 mg/dl。通常血糖值大於180 mg/dl時，尿液才會出現「尿糖陽性」，不過，血中和尿裡的葡萄醣值並不完全呈現相對平行關係。臨床上偶見有血糖值超過200 mg/dl但尿糖卻陰性；而血糖正常但尿糖呈陽性反應，為何會如此？醫學上未有定論。

依據尿中出現的醣類物質可區分為「葡萄醣性糖尿」、「非葡萄醣糖尿」兩類，簡單說，尿液出現葡萄醣最主要的原因是血中葡萄醣過高，此即常被稱作的**高血糖症**（hyperglycemia）。

臨床上所見，當尿比重sp. gr.過高時，可用來比對尿糖的程度，因為尿中溶質多所導致的高比重，最常見的物資即是葡萄醣。

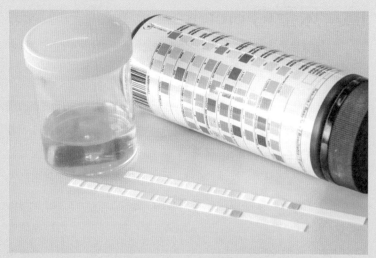

用尿液化學試紙來測定尿糖相當方便快速

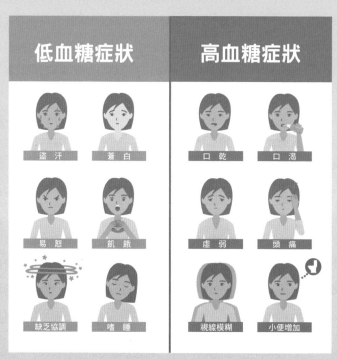

圖示測出尿葡萄醣所評估的低血糖症或高血糖症症狀

010 尿蛋白 protein

當尿裡面出現太多的蛋白質，這種情況稱為蛋白尿，有蛋白尿的人不一定出現病症，若有症狀，大多與腎臟病相關。

尿液可說是血液經腎絲球微血管壁之「超過濾」作用所形成的液體，正常成人**每分鐘**平均約有**1200毫升**血液進入腎臟，形成**125ml濾液**。腎絲球**鮑氏囊**的作用像是一個「分子篩」，只能容許水及一些較小的分子（如葡萄醣、尿素等）通過，血液中的分子物質能否通過鮑氏囊，與分子的**大小、半徑**及**帶電荷**有關。原則上，分子量小於50K dt.的物質很容易被鮑氏囊過濾出去而來到腎小管。只有不到0.1 %的血漿白蛋白以及很少的結合蛋白、微球蛋白及免疫球蛋白輕鏈能被濾過而會隨著尿液排出。腎絲球過濾液的蛋白質濃度約10～25 mg/dl，其中**大部份的蛋白質會被腎小管再吸收**。正常人尿液的蛋白質上限約每百毫升20毫克（mg/dl），健康成人每天從尿液排出的蛋白應少於150毫克，兒童最好不要超過100毫克。因此，以醋酸、磺基水楊酸試驗或尿液試紙等方法很難測得所謂的「蛋白尿proteinuria」。

有蛋白尿的人若出現症狀，大都與**腎病**相關。依照蛋白尿出現的時間可分為**間歇性蛋白尿**或**持續性蛋白尿**，間歇性蛋白尿再細分為良性暫時、功能性、姿態性或直立性三種。重覆多次測定可了解是間歇性或持續性蛋白尿？至於**多次測定都呈陽性**的持續性蛋白尿有**腎前**（pre-renal）、**腎性**（renal）及**腎後**（post-renal）三種蛋白尿。

依照蛋白的量，可分為「重度」、「中度」和「輕度」蛋白尿。重度蛋白尿又稱為**腎病蛋白尿**，其定義是指每日尿液排出的蛋白量超過標準，這顯示腎絲球的通透性可能已有嚴重的改變。**腎病症候群**（nephrotic syndrome）的特點是有大量蛋白尿、低白蛋白血症（hypoalbuminemia）、水腫、高血脂症（hyperlipoemia）及脂尿症。

腎絲球結構

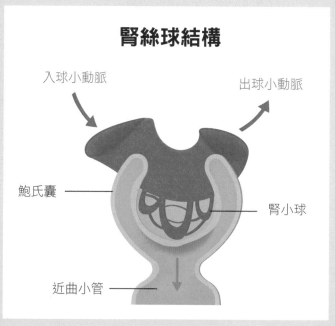

入球小動脈

出球小動脈

鮑氏囊

腎小球

近曲小管

腎絲球結構模擬繪圖。流經腎臟的血流，自纏繞如毛線小球般的微血管進入如杯狀的鮑氏囊，在此進行過濾，濾液流入腎小管內會有第二次的回收，最終才形成尿液排出

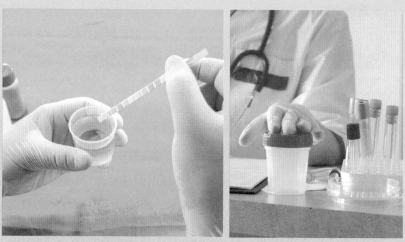

由於尿液裡的蛋白很少，使用尿液試紙或一般的化學法很難測得到

011 尿膽紅素 bilirubin

正常成人尿液中的膽紅素相當少，當膽紅素的量增加到呈現陽性反應時，簡單說，表示膽道可能已有阻塞的問題。

循環血液中老化的紅血球大都是被脾臟、肝臟、骨髓等處的**網狀內皮系統**之吞噬細胞所吞食，在吞噬細胞內的血色素和血基質（heme）被一連串的酵素反應催化成**膽紅素**（bilirubin），70～80 %的膽紅素是來自紅血球血色素之代謝產物。膽紅素形成後會進入血流，可與白蛋白結合（未與蛋白結合的膽紅素水溶性很低且對細胞有毒性），稱為「未共軛化」（unconjugated）膽紅素，未共軛化的膽紅素隨血液流進肝細胞內，最後形成**共軛膽紅素**（參見82頁）。又稱為**直接膽紅素**（direct bilirubin）。共軛膽紅素被送到膽囊時，部份膽紅素會被再度氧化成膽綠素（biliverdin），因此，正常膽汁的顏色才會有點偏綠。大部份的共軛膽紅素從膽小管排出，經肝管進入膽囊或經總膽管進入**十二指腸**。在腸道中會被一些細菌水解回未共軛膽紅素，然後被腸道內的厭氧菌還原成新膽紅素原，再繼續被還原為糞膽素原或**尿膽素原**（urobilinogen）。

一般情況下，只有很少量的共軛（直接）膽紅素會從膽道回流循環系統，因此血液裡共軛膽紅素的量很低。由於共軛膽紅素沒有與任何蛋白質結合（分子量不大），很容易從腎絲球過濾出去而隨尿排出，不過，正常狀況尿液中的共軛膽紅素也是相對很少（一般化學法不易測得，陰性率極高），只有在某些黃疸疾病時才會顯著上升。正常成人尿液中的膽紅素量大概在0.02 mg/dl左右，當尿液膽紅素呈陽性（量增加）時，表示膽道可能阻塞（如總膽管內結石、胰臟腫瘤壓迫使總膽管出口狹窄），膽紅素含量高的尿液呈深黃色。測定尿液膽紅素有助於診斷和追蹤感染性肝炎的病程──若血液膽紅素呈陽性而尿膽素原呈陰性，表示肝內或肝外膽道阻塞。

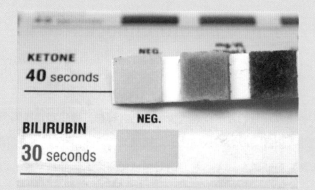

除非尿液裡的膽紅素量很高，否則用尿液試紙很難測得陽性反應

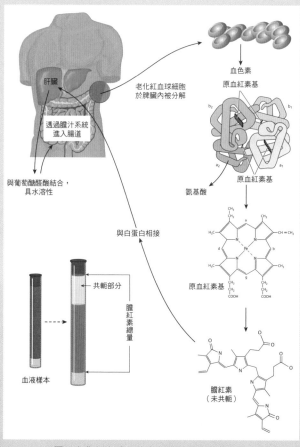

圖示老化紅血球內的血色素被代謝成膽紅素

012 尿膽素原 urobilinogen

原則上，當肝臟受損或功能不良時，來自血色素代謝的產物之一尿膽素原，從腎臟濾出的量會增多。

如上文（見22頁）所述，大部份的**共軛膽紅素**從膽小管排出，經肝管進入膽囊或經總膽管進入**十二指腸**。在腸道中會被一些細菌水解回**未共軛膽紅素**，然後被腸道內的厭氧菌還原成新膽紅素原，再繼續被還原為糞膽素原或尿膽素原（urobilinogen）。這些膽紅素相關物質的化學結構都很類似，只是「氫化」的程度不同，三者均無色且都能與Ehrlich氏試劑反應，習慣上統稱為**尿膽素原**。

人體每天產生的尿膽素原約有10～20％被大腸吸收而進入血液循環（大部份進入門脈循環），被肝臟攝取回去，再次利用分泌為膽汁。只有少量（2～5％，1～4 mg/天）的尿膽素原是從尿液排出。正常人每天約從尿液排出0.5～2.5單位（unit）的尿膽素原，鹼性尿會使腎小管對尿膽素原的再吸收減少，反之，在酸性尿，尿膽素原的再吸收增加（自尿液排出被測得的量較少）。

肝藏受損或肝功能不良，從腎臟濾出的尿膽素原增多。若因病毒性肝炎、藥物或毒性物質使得肝細胞受損、肝門脈硬化、肝臟充血以及充血性心臟病，再度循環的尿膽素原無法隨膽汁進入腸道，只好透過腎臟泌尿系統排出（尿中尿膽素原增加）。另外，若嚴重發燒導致脫水而造成「高濃度」尿液，尿膽素原也會相對增加。

溶血性患者尿液的膽紅素呈陰性，但持續排出多量的尿膽素原，糞便顏色會較深棕色。總膽管完全阻塞（如膽結石太大顆）病人的尿液尿膽素原呈陰性（不過，要注意此狀況用敏感度較低的尿液試紙測定法不易區別），且糞便顏色較淺。廣效性抗生素會連大腸的正常菌叢（normal flora）一併消滅，因此，使用廣效性抗生素治療會導致尿膽素原的形成減少，尿液和糞便中的尿膽素原當然就少了。

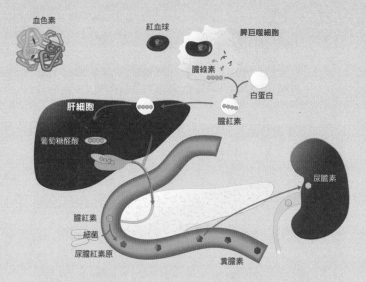

 のラベル:

血色素　紅血球　脾巨噬細胞　膽綠素　白蛋白　肝細胞　膽紅素　葡萄糖醛酸　尿膽素　膽紅素　細菌　尿膽紅素原　黃膽素

血色素被代謝成膽紅素後進入肝臟及腸道轉換為尿膽素原

正常人與黃疸患者之膽紅素和尿膽素原在血液及尿液的變化表

	血　液		尿　液		糞便
	總膽紅素 mg/dl	直接膽紅素 mg/dl	膽紅素	尿膽素原 mg/day	顏色
正常個體	0.2～1.0	0～0.2	陰性	0.5～3.4	棕色
肝前黃疸 （溶血性）	上升	正常	陰性	**上升**	**棕色**
肝性黃疸					
肝細胞疾病	上升	上升	**陽性**	不一定	淡棕色
吉伯氏病	上升	正常	陰性	**下降**	棕色
Crigler-Najjar 症候群	上升	下降	陰性	下降或正常	淡棕色
Dubin-Johnson 症候群	上升	上升	**陽性**	**下降**	淡棕色
肝後阻塞性 黃疸	上升	上升	**陽性**	下降或正常	**淡棕色**

013 尿酮體 ketones

成人人體內酮體形成太多，均與醣類的代謝發生障礙有關，因此尿液酮體的測定常與尿葡萄醣一起做為糖尿病篩檢。

正常生理狀態下，碳水化合物與脂肪的代謝會維持一定的平衡，但當因生病（糖尿病）或其他因素（如長期饑餓）導致代謝碳水化合物產生障礙時，細胞會優先分解脂肪做為能量來源。「不正常」途徑引發脂肪代謝不完全，形成一些中間產物acetoacetate、β-hydroxybutyric acid和acetone，這三者合稱**酮體**（ketone body；ketones）。這些酮體會將體內的鹼性貯存物質如重碳酸鹽消耗光光，引發酸中毒，此時在尿中可測到大量的酮體。常人血中存在有微量的酮體，其中以β-hydroxybutyric最多（約占78%，但不是尿酮體測定的目標物），acetone最少（2%）。在某些疾病可能會改變醣類的代謝，使得過多脂肪被分解，結果大量生成的酮體堆積在血中，稱為酮血症（ketonemia），然後從尿液排出即為**酮尿症（ketonuria）**。血和尿中的酮體顯著增加，是一種綜合病症名為**酮病（ketosis）**。已出現「三多」症狀而未妥善控制的糖尿病人常見有酮尿（尿液聞起來有果香味），表示可能會進行到危險的**酮酸毒症（ketoacidosis；KA）**，不過，約占酮體兩成的acetoacetate有時高達50mg/dl依舊沒有任何症狀。兒童和青少年的糖尿病患者較易出現酮酸毒症之傾向，通常與感染或治療上的問題有關。當受測者的尿糖超過1～2 g/dl時，一定要加驗酮體，口服降血糖藥（或改變治療、控制方式時）的糖尿病人除了定期抽血關心飯前飯後血糖值外，還必須加驗尿酮體，了解整體醣類和脂肪的代謝平衡。幼兒童在高燒或中毒所導致嘔吐或腹瀉、經常嚴重的孕吐、麻醉後、經常過度劇烈運動的人、不吃澱粉或以饑餓法節食者，可能常會有酮體出現於血（尿）中，這些稱為**非糖尿性**（non-diabetic）**酮尿症**，相對於上段所述的**糖尿性**（diabetic）**酮尿症**。

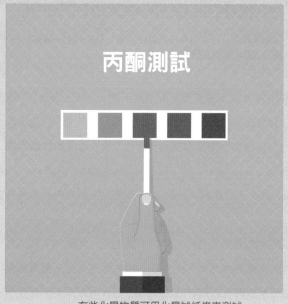

有些化學物質可用化學試紙條來測試

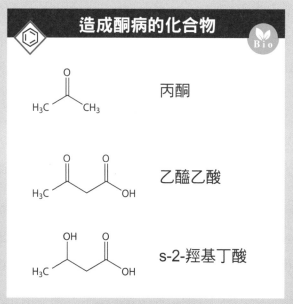

三種酮體的化學分子結構式

014 尿液潛血反應 occult blood

目測尿液呈紅色或潛血檢查陽性反應，可能有上下尿路結石、腎絲球病變或肌肉損傷的問題。

　　尿液中含有許多的溶質及少量固形物（晶體、圓柱體）或細胞，這些成份有時變異頗大，也易受飲食影響，但在全身代謝性或一般疾病時會出現或增加，由其增加程度（異常高）可**幫助診斷疾病**。尿液的目測外觀（appearance）以記錄尿液的**顏色**（color）、**混濁度**（clarity）為主，以**血尿**（hematuria）來說，尿液由原本的黃色變成紅褐色。

　　血尿的簡單定義是指尿液中帶有紅血球。如果尿液裡只含有少量的紅血球，肉眼無法分辨，頂多就是尿的顏色過深，**偏黃棕色**。一般認為，每公升尿液含有1毫升以上的鮮血時，可明顯看出顏色呈紅色。這種比較「嚇人」的肉眼血尿，大都是下尿路如膀胱、攝護腺或尿道的出血，顏色鮮紅甚至有血凝塊。其實，以醫師的眼光，上尿路如腎臟、輸尿管的長期慢性出血（這時需要尿液潛血反應檢驗的判定）才是該更加關注的，因為這有可能呈現出腎絲球有問題、腎血管性疾病及腎臟腫瘤。血尿發生常會有伴隨症狀，醫師可藉此縮小病因診斷範圍，例如**後腰絞痛**（腎臟、輸尿管結石）；**尿流突然中斷**（膀胱、尿道結石）；**排尿困難**（攝護腺炎、癌、腫）；**尿路刺激感**（泌尿系統感染）；伴隨乳糜尿、蛋白尿等。有關潛血反應（含紅血球數量及不該出現的紅血球圓柱體）異常時，可能代表的意義整理於右頁表供參考。

　　利用某些簡單的化學方法或尿液試紙（urine strip）能測出尿液中微量的血液成份，名為「潛血試驗」。**潛血**之化學反應除了可測出**紅血球、血色素**甚至連**肌紅蛋白**都能測得到，正常尿液中不應該出現這些血液物質。若潛血反應呈現陽性結果，必須進一步查明原因。

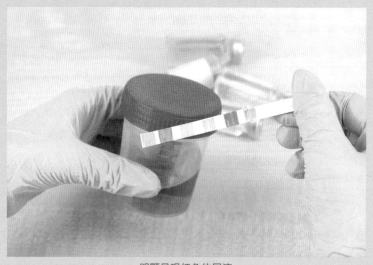

明顯呈現紅色的尿液

項目/參考值	異常時可能代表的意義
潛血反應 陰性（-）	排除經血污染的可能性後，尿中出現紅血球指向肌肉損傷、腎絲球病變、上下尿路結石。
紅血球 3～12個 / μl	尿中紅血球異常多且同時出現紅血球圓柱體，可視為是**腎臟的出血**；若找不到紅血球圓柱體且無蛋白尿，則應是**下尿路的出血**。
紅血球圓柱體 陰性（-）沒發現	若見到有紅血球圓柱體，要觀察內部的紅血球外形有無扭曲變形（異形紅血球dysmorphic RBC）以區別是否為腎絲球出血（若80％以上紅血球維持正常的外形表示非腎絲球出血）。這些異形紅血球可能來自腎小管、與結石有關或下尿路疾病。須注意，正常數量的尿液紅血球應是扭曲和正常外形的都有。

015 尿液白血球酯酶 leukocyte esterase

尿液中若發現有白血球，往往暗示尿道可能有感染。測定尿中白血球
所釋出的脂活性可預估白血球量的多寡。

從嗜中性白血球（neutrophil）一級顆粒（azurophilic granular）中發現有十種具脂酶（esterase）活性的蛋白，當尿液裡有白血球（高比例的嗜中性球）且溶解釋出的這些蛋白可保有數小時的脂酶活性，而近幾十年來所發展出的尿液試紙可測定脂酶活性高低，用來間接評估白血球數量。白血球脂酶化學測定的正常參考值為陰性（－），表示正常情況下是不該測到有脂酶活性。

尿液的白血球脂酶化學測定的重點在於若呈陽性反應，代表尿裡有不少的白血球，再配合尿沉渣之白血球數量，評估感染發炎及是否要做尿液培養。

尿液中若發現有白血球，往往暗示尿道可能有感染。過去大都以尿沉渣鏡檢才能得知是否有白血球，但只以**顯微鏡觀察白血球數量常有誤失**，因此檢查尿液之脂酶可作為鏡檢白血球數量的輔助檢查。健康個體的尿液存在有少許的白血球，所以大多數的尿液試紙測定**靈敏度設定在10～30個嗜中性球/μl尿液**（相當於2～6個白血球/高倍視野）。若尿液被陰道分泌物污染，可能會導致尿液脂酶**偽陽性**結果，不過，陰道分泌物裡有許多鱗狀上皮細胞在尿沉渣鏡檢下很容易被看到，可以此做為區別。

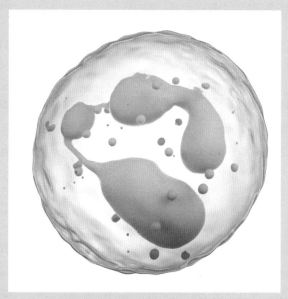

內有多種顆粒狀物的嗜中性白血球模擬圖

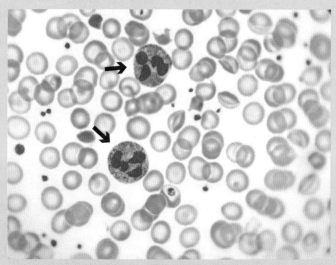

血液抹片鏡檢下所見的嗜中性白血球（箭頭）

016 尿沉渣紅血球

尿沉渣鏡檢若有看到紅血球，可能與尿路創傷；結石；腎絲球傷害；腎臟、泌尿系統受傷等有關。

雖然尿液化學分析項目裡與紅血球、白血球有關的有**潛血反應**、**脂酶活性**（可參考上文），尿沉渣鏡檢若有看到這些細胞（含上皮細胞），還是有略為不同的臨床意義和區別，不過，大概也超脫不了尿路創傷；結石；腎絲球傷害；腎臟、泌尿系統感染發炎等範疇。

尿液沉渣中未經染色之紅血球的形狀、外觀受「環境」因子影響而不同，正常情況於高倍（400 x以上）視野下紅血球呈邊緣清楚的「圓圈」盤狀；若尿液放置過久，紅血球內的血色素被釋放出來，導致影像變成較淡、空洞的圓圈，稱為**影細胞**或**鬼細胞**（shadow cell or ghost cell）；如果尿液的濃度很高，紅血球會皺縮，表面呈粗糙鈍鋸齒狀。另外，要注意區別紅血球與油滴或酵母菌的不同。

正常尿液可發現有少量的紅血球、白血球，紅血球約0～2 / HPF（3～12/μl尿液），若紅血球多而使尿液呈薄霧狀，稱**微血尿**（microhematuria）；若「血量」多到讓尿液呈紅色或紅棕色，即是所謂的**血尿**（右頁圖，離心前後）。

尿液中紅血球異常多且同時出現紅血球圓柱體，可視為是**腎臟的出血**；若找不到紅血球圓柱體且無蛋白尿，則應是**下尿路的出血**。當尿液裡的紅血球圓柱體增多，要觀察紅血球的外形有無扭曲變形（異形紅血球dysmorphic erythrocyte）以區別是否為**腎絲球出血**（若80 %以上紅血球維持正常的外形表示非腎絲球出血）。這些異形紅血球可能來自腎小管、與結石有關或下尿路疾病。須注意，正常數量的尿液紅血球應是扭曲和正常外形的都有。尿液裡的紅血球、白血球及上皮細胞正常數量一併整理於37頁表供參考。

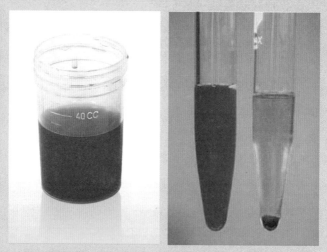

明顯血尿是因為大量的紅血球在尿中所致，離心後則沉澱於沉渣中

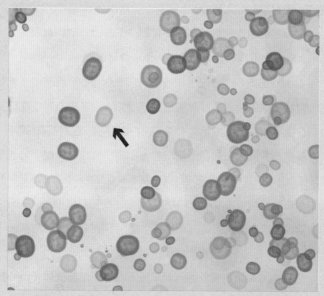

顯微鏡下所見尿中正常的紅血球外形，箭頭所指即是鬼細胞

017 尿沉渣白血球

幾乎所有的腎臟和尿道疾病會導致白血球大量進入尿液裡，若伴隨有白血球圓柱體時，可視為與腎臟疾病有關。

正常尿液裡的白血球大多是**多形核球**（polymorphonuclears；PMNs），**單核的白血球**（淋巴球、單核球）較少見，若有，以淋巴球居多。由於尿沉渣不染色，不易分辨白血球的種類（如血液的白血球分類），也無此需要。

在高倍視野下，嗜中性球（neutrophil）呈現出有顆粒的球形外觀，直徑約12 μm，新鮮尿液裡白血球的細胞核、顆粒等細微結構可清楚辨識。但當細胞開始退化時，PMNs會因細胞核不易觀察而與腎小管上皮細胞難以區分，這時可在玻片裡加一滴稀醋酸或上下調整顯微鏡的聚光器（condenser），這有助於增加PMNs細胞核的清晰度。

尿液裡的白血球很易溶解，在室溫下2～3小時即會損失一半，因此，實驗室在取得檢體後無論尿化學或鏡檢都應立即分析。

當劇烈運動或發燒時，尿液中的白血球可能會暫時增多。幾乎所有的腎臟和尿道疾病所導致的白血球增加，大多來自**嗜中性球**，若伴隨有白血球圓柱體（見下文與圖）、白血球-上皮細胞圓柱體，可視為與腎臟疾病有關。白血球中度增加並出現白血球圓柱體，可能是細菌性（慢性腎盂腎炎）或非細菌性（急性腎絲球腎炎、狼瘡腎炎）腎臟病。結石會使尿液滯留（增加感染機會）或造成局部黏膜發炎，一大堆白血球會隨尿液排出；膀胱腫瘤或各種急慢性下泌尿系統（膀胱炎、攝護腺炎、尿道炎、龜頭炎）也會使尿中白血球增多。

若白血球大量出現於尿液而呈混濁樣，稱之為**膿尿（pyuria）**，當沉渣裡的白血球聚集成群或數量之多（> 50 / HPF），表示有**急性**感染。根據研究，比較尿液試紙測定白血球脂酶與鏡檢計算白血球數量的「一致性」，測定脂酶的敏感度大多可達到80～95％。

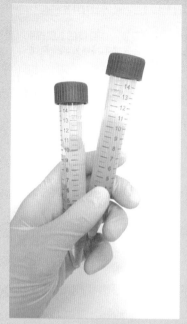

膿尿檢體

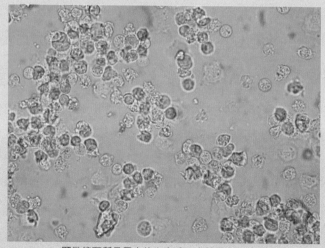

顯微鏡下所見尿中的白血球，大都是多形核球

018 尿沉渣上皮細胞

正常尿液中經常可看到一些少量的上皮細胞，是從腎臟和下泌尿道的黏膜組織剝落而來，大多不具特殊病理意義。

前文提到，尿中的少量固形物質或細胞，如鹽類的晶體或偶而可見的紅血球、白血球、上皮細胞、圓柱體等。因此，將尿液置於尖突底試管，再透過離心而取得沉渣於玻片上用顯微鏡觀察。尿沉渣鏡檢的重點觀測或分析的物質有：一、**血球細胞類**：如紅血球、白血球和各式上皮細胞（epithelial cell）。二、**圓柱體**（cast）。三、**結晶體**（crystal）。四、**細菌**：非病理意義的污染或生長菌。五、**寄生蟲**：要區別陰道污染或尿路感染。六、其他如**假性沉渣**、無臨床意義的精蟲。

依照上皮組織的位置和形態可將尿液中常見到的上皮細胞分為三大類。一、鱗狀細胞（squamous cell）：尿沉渣中最常見也最易分辨的細胞是鱗狀細胞，該細胞分佈在尿道遠端三分之一處以及女性陰道，可作為分泌物污染的指標。二、變形（transitional）上皮細胞：分佈於腎盂、輸尿管、膀胱和尿道近端三分之二處，外形呈圓型或梨形，屬於中型（20～25 微微米）上皮細胞，正常剝落。三、腎小管上皮細胞：比白血球略大（15～20 微微米），若源自腎元近端腎小管之上皮細胞，在一端有微絨毛狀的邊緣；若來自亨利氏彎、遠端腎小管或集尿管的上皮細胞，則無此微絨毛狀的凸出邊緣。正常剝落的為老化細胞。一般說來，尿液中的上皮細胞大都來自尿路之正常剝落或陰道污染（參考值見右表），但也有**觀察**來自腎臟、膀胱或尿道**感染**的意義。

尿沉渣分析細胞類	正常參考區間	備　註
紅血球	0～5個 / HPF	
白血球	0～5個 / HPF	記錄具體數量。
上皮細胞	0～5個 / HPF	

*HPF是指一個顯微鏡高倍視野。

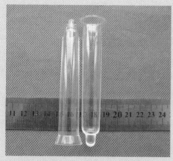

尿液離心專用尖底試管
（由 www.alibaba.com 提供）

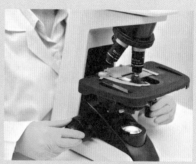

學習使用顯微鏡觀察尿沉渣及血
液抹片是醫檢師養成的重要首步

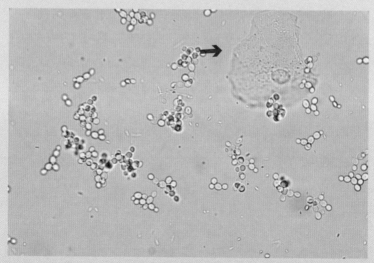

女性下尿路感染尿沉渣鏡檢圖，可見有酵母菌、細菌及鱗狀上皮細胞（箭頭）

019 尿沉渣圓柱體 cast

當發現特定的圓柱體明顯增加時，可強烈懷疑腎臟實質的病變，若圓柱體和血球、細胞共存，更是提供了重要情報。

在未介紹尿沉渣鏡檢的重要物質**圓柱體（柱狀物；cast）**前，應該先簡單讓民眾了解什麼是尿液裡的圓柱體？它是如何形成的？

尿是腎絲球過濾液被濃縮、吸收後所形成的液體，再依序經由腎小管、腎盂、輸尿管、膀胱、尿道等尿路系統排出體外。在分析尿液的檢驗項目中，除了因身體代謝所正常或異常「排入」尿中的化合物（可統稱「腎前成份」）如比重、酸鹼值、糖份、蛋白、膽紅素、尿膽素原、酮體等，上下泌尿系統在尿液流經時，也會因正常生理或病理因素而「加」些東西到尿裡，例如蛋白成份、血液（尿路損傷）、血球、上皮細胞、膿細胞，這些物質或細胞在腎小管內腔與尿中的 Tamm-Horsfall醣蛋白形成膠狀，內部再混入一些其他成份，以腎小管為「鑄模」而形成的**圓柱狀物體**即是圓柱體，隨著尿流排至尿中。

細長的圓柱體是在**腎小管**形成，而粗大的圓柱體則在**集尿管**處生成的。圓柱體的碎片有時很容易和黏液等混淆，因此在外型的鑑別必須非常小心。根據顯微鏡檢下的形態，圓柱體有許多種類（參見右頁圖表）。大多是無色透明，有時也會有被色素染色的情形，例如紅血球圓柱體、膽紅素或膽汁著色的圓柱體。有關各種圓柱體在鏡檢下的特徵及可能形成的原因整理於右頁表供參考。

當發現特定的圓柱體明顯增加時，可強烈懷疑腎臟實質的病變，若圓柱體和血球、細胞共存，則提供了鑑別腎臟、尿路系統疾病的重要情報。

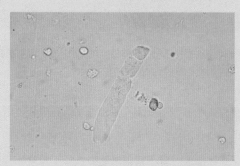

尿沉渣圓柱體的基本型 玻璃狀圓柱體

圓 柱 體 種 類	顯微鏡下特徵	可能形成的原因
玻璃狀 hylaline cast	無色透明，折射率低。	正常或激烈運動後。 病理：急性腎絲球、腎盂腎炎； 慢性腎臟病；嚴重急性高血壓。
顆粒性 granular cast	密集不透明顆粒排列。	嚴重蛋白尿、直立性蛋白尿。 病理：急、慢性腎綜合病症；鬱 血性心臟衰竭。
蠟狀 waxy cast	對比鮮明，輪廓清晰有折 射感。斷面大都不規則。	病理：急性或嚴重慢性腎病；糖 尿病性腎病；嚴重高血壓。
脂肪 fatty cast	在柱狀間質內可見有透明 脂肪小顆粒	病理：糖尿病；慢性腎綜合病 症；汞中毒。
上皮細胞 epithelium cast	間質內有扁圓或不規則細 胞，胞質折射胞核易見。	中毒，病毒感染。 病理：腎絲球腎炎；尿道感染。
紅血球 RBC cast	黃橙色柱狀間質內有許多 高折射率的圓形物。	病理：急性腎絲球腎炎；慢性腎 臟病；狼瘡性腎炎；嚴重急性高 血壓；膠原病。
白血球 WBC cast	半透明柱狀間質內有許多 圓球狀物，胞核易見。	激烈運動後；感染、發燒。 病理：急性腎絲球、腎盂腎炎； 慢性腎臟病。
混合細胞 mixed cast	各種細胞或成份，綜合存 在於柱狀間質內。常見是 上皮-白血球、紅白血球。	視細胞或成份組合之綜合原因。
寬闊形 broad cast	大型、片塊狀的柱狀物。	病理：急性腎小管壞死、尿路阻 塞；嚴重慢性腎病。

020 尿沉渣結晶物 crystal

尿沉渣結晶物鏡檢應配合酸鹼值排除正常結晶，異常結晶之出現，可推估日常飲食、藥物來源及與結石的關係。

在正常的腎絲球運作，所謂「**腎前性**」固態成分是無法在腎絲球濾液中被發現，只有溶於血漿水份中的化合物才在濾液裡。由於尿的**酸鹼值**、尿中**鹽類濃度**、**腎小管濃縮能力**及外圍**溫度**的變化會導致尿成份析出，最後形成尿沈渣中的結晶物。

由於在正常尿中亦可見到結晶，因此有必要分辨正常、酸性或鹼性尿下的結晶種類及形狀。常見的結晶物分述如下。一、酸性尿液之正常結晶：非晶性尿酸鹽（amorphous urates）、尿酸（uric acid）、草酸鈣（calcium oxalate）、馬尿酸（hippuric acid）等。二、鹼性尿液之正常結晶：非晶性磷酸鹽（amorphous phosphates）、晶性磷酸鹽（crystalline phosphate）、磷酸鈣（calcium phosphate）、碳酸鈣（calcium carbonate）、重尿銨酸鹽（ammonium biurate）等結晶。三、**異常結晶** abnormal crystals in urine：膽紅素（bilirubin）、胱胺酸（cystine）、酪胺酸（tyrosine）、白胺酸（leucine）、膽固醇（Cholesterol）、血鐵質（hemosiderin）、磺胺劑（sulfonamide）、安比西林（ampicillin）、放射照影劑（radiographic media）等結晶。

尿沉渣鏡檢應配合酸鹼值排除正常結晶，異常結晶之出現可推估日常飲食、藥物來源及與結石的關係。例如異常的胱胺酸、酪胺酸或膽紅素結晶在嚴重的肝臟疾病可發現；由於胱胺酸和尿酸結晶很容易搞錯，在未確認前可懷疑為胱胺酸（配合臨床症狀或主訴）。另外，近年來因醫療需求或新藥開發，使得尿沉渣鏡檢時發現許多「新」結晶，如磺胺劑、造影劑結晶等。

一般說來，尿結晶物對腎臟和尿路系統方面的病理診斷並不怎麼重要。結晶物與圓柱體之正常參考值一併整理於右頁表供參考。

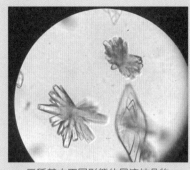

三種基本不同形態的尿液結晶物

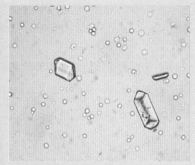

磷酸鹽結晶物

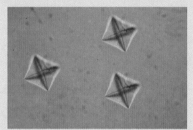

草酸鈣結晶物

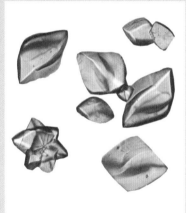

尿酸結晶物

尿沉渣分析	正常參考區間	備 註
圓柱體	無發現 / LPF	記錄具體數量。
結晶體	無發現 / HPF	記錄異常結晶即可。
*H(L)PF是指一個顯微鏡高（低）倍視野。		

021 尿沉渣微生物 microbes

尿沉渣鏡檢偶而可發現有細菌、真菌、寄生蟲等微生物及無臨床意義的假性沉渣，要會區別是污染還是真正的感染。

一般的尿沉渣鏡檢中常可發現許多動來動去的小細菌，至於在這些原本無菌尿液裡所長出來的細菌到底是感染的病原還是檢體受到汙染所致，不易光靠顯微鏡來區別。十項尿液化學試紙中有一項名為**亞硝酸鹽**，可用來輔助評估。

亞硝酸鹽試驗是一種**快速間接**測定**尿液細菌**的方法。許多常見的尿路感染菌如大腸桿菌、腸桿菌、變形桿菌和克雷伯氏桿菌，在膀胱內的量達到$10^5 \sim 10^6$ / ml以上時，會還原硝酸鹽（nitrate）成為亞硝酸鹽（nitrite）而使亞硝酸鹽尿液試紙片呈色（陽性反應）。

由於此項因細菌代謝所產生的化學反應需要時間（細菌在體溫下的尿液四小時以上），因此最好以早上第一泡中段尿為檢體，可排除一部份的偽陰性。若容器不乾淨、受到污染及檢體在室溫下放置過久，其他非尿路感染、也可還原硝酸鹽的細菌增生，導致陽性加重或**偽陽性**結果（鏡檢看到異常多的細菌可略做區別，報告加註「檢體可能受到污染」）。若亞硝酸鹽試驗結果為陽性，不可據此判定為「無污染菌的感染」。測定尿液亞硝酸鹽不能取代傳統之細菌塗片鏡檢和尿液培養，尿液試紙化學分析只能用在臨床上尚未出現菌尿症症狀前的篩檢。

另外，有種造成女性陰道感染的寄生蟲名為**陰道滴蟲***Trichomonas vaginalis*以及其他酵母菌，有經驗的醫檢師一眼就可認出，並加註於報告上。但至於這為陰道污染或真的尿路感染？則要醫師配合臨床症狀來判斷。另外，若見到有如無臨床意義的精蟲和其他假性沉渣，要會判別，不需記錄於報告上。

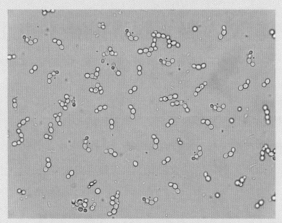

尿沉渣鏡檢下所見的酵母菌及細菌（小黑點）

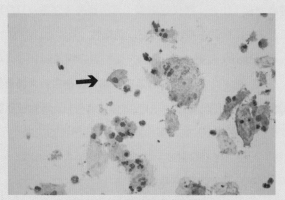

顯微鏡下所見的陰道滴蟲（箭頭）

	正常參考植	備　註
亞硝酸鹽試驗	陰性（－）	尿液放置過久或尿液受細菌污染而大量繁殖的指標。
細菌	無發現 / HPF	污染以+～4+表示。
寄生蟲	無發現 / HPF	記載有臨床意義之物供醫師參考。
其他	無發現	
*H(L)PF是指一個顯微鏡高（低）倍視野。		

022 糞便大腸直腸癌篩檢 FOBT

依據正確的方法自行採集糞便，實驗室再用較靈敏的免疫學試劑測定糞便的潛血反應，是目前篩檢大腸直腸癌的利器。

糞便中若含有微量的血液被採集到且溶入藥水中，紅血球破壞後釋出**血色素**而被偵測。無論是**化學法**（糞便常規檢查中的一小項）或**免疫法**的潛血反應測定，其敏感度都至少**每克糞便要有10μg血色素**以上，免疫定量法一般用Hb. ng / ml Rx buffer作為報告單位。操作FOBT有個重點是要避免食物（動物血）干擾，**不得有偽陽性**。

回想二、三十年前，想檢測糞便裡是否有「**隱藏的**」血液，以評估**腸胃道發炎**、出血；**消化性潰瘍**；甚至**瘜肉**、**腫瘤**，只能用所謂的「**化學法**」。由於許多種食物會造成**偽陽性**（較常見）及**偽陰性**（如吃下過量富含維他命C的食物），所以，受檢者在採便前1～2天較有飲食限制，不甚方便。先進的**免疫法潛血反應**，**僅適用**於**大腸直腸癌、下消化道腫瘤**微量出血的篩檢。由於抗体（試劑）只針對較**新鮮**的人類（其他的動物血無作用）血色素，因此，上腸胃道的失血（如胃、十二指腸潰瘍），經消化道的**變性**（黑色）**血色素**隨糞便排出時，不會被檢測出來，故無特別的飲食限制。

使用上機用的免疫試劑因含有附著上**抗血色素抗体**（anti-Hb.），利用它以**乳膠凝集法**來測定檢體（糞便裡的紅血球溶於緩衝液）中血色素的量。國內實驗室大多採用此種試劑及分析儀，所提出的正常值如下：**正常<100 ng/ml**。此為臨床上適合分辨大腸直腸腫瘤的經驗值。

以糞便潛血反應做為一般「健檢」時，臨床上統計，化學法的陽性率有10～15％，免疫法則約4％。當受測者處於痔瘡出血或女性生理期時，糞便潛血反應的檢測會受到污染，結果幾乎均呈陽性，折損了免疫法篩檢大腸直腸癌的功能與效益，此稱為「陽性率耗損」。

正確的採便方法

為了能進行正確的檢查請務必閱讀以下說明：

- 為了能得到正確檢查結果，採便後請儘快送檢。
- 採便後請存放在陰涼、避光場所。
- 欲痔瘡出血或女性生理期，請勿採便。

1

請撕開標籤並寫下：年齡／採便日期／姓名／性別，完成後將標籤捲回貼好。
Ａ：請填寫年齡 Ｓ：請圈選性別（Ｍ男，Ｆ女）Ｄ：請填寫採便日期 Ｎ：請填寫姓名

2

洋式

請反向使用

衛生紙

請務必鋪好衛生紙，避免採便時，檢體受污染。

和式

衛生紙

3

清清拉起採便棒。

※若糞便檢体刮取太多，可能無法得到正確的檢驗結果。

4

利用採便棒的溝槽，從糞便表面劃過4次，收及檢体。

便

5

※適量的填滿溝槽大約芝麻粒大小即可！

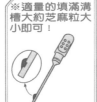

採大約 0.4～0.5 mg

6

將採便棒推入採便棒器內，請不要再開啟，以免漏液或微生物入侵影響。

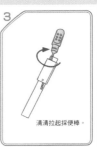

FOBT 採檢棒的標準取糞動作圖

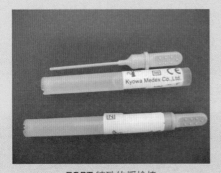

FOBT 特殊的採檢棒

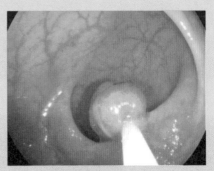

內視鏡下的大腸瘜肉

023 紅血球數量檢查 RBC count

血液檢查最基本的是先了解各種血液細胞的數量。紅血球數量異常直接可看出生理健康情況及可能的血液疾病如貧血。

前文曾提到，人體的血液是由**血球**加**液體**所組成，其中約佔45 %的細胞又可分為**紅血球**（red blood cell；RBC，正式名稱erythrocyte）、**白血球**（white blood cell；WBC）及血小板（platelet）三大類。

眾所周知，血液裡的細胞成份以紅血球的數量最多，每微毫升約有四、五百萬個（此即是人血呈紅色的主因）。紅血球是在骨髓裡製造，分化的前期細胞逐漸成熟為無核、圓盤中凹狀的紅血球才會流到循環血液中。紅血球最主要的生理功能，是透過細胞內一種含鐵分子、名為血色素（hemoglobin；Hb.）的蛋白，攜帶氧氣到身體各處供細胞利用並帶走二氧化碳。紅血球在血中的壽命平均約120天，每天有四、五萬個老化的紅血球在脾臟或肝臟被「廢物回收」，另一方面又有新的紅血球從骨髓製造出來，以維持穩定的數量。

根據血液自動分析儀所提示的正常參考值及紅血球數量異常時可能具有的臨床意義，整理於右頁表供參考。紅血球的正常數量，男女有別，男性多於女性的主因是生物體形的差異（體形較高大的男生，血量大、紅血球多），而女生每月的生理失血則是女性紅血球數量較少的次因。一般說來，紅血球數量減少時（表示含鐵的血色素也可能較少），帶氧能力會降低，身體細胞將有缺氧狀態，引發貧血症（以缺鐵性貧血較常見）。但如果超量，血液會變濃綢，不易流動，血管容易「塞車」。有些人的紅血球數目可達七、八百萬，這種情況稱為**真性紅血球增多症**（polycythemia vera）。真性紅血球增多症常是造血器官（骨髓）的癌樣變化所引起。臨床上所見，檢查出來紅血球數量是否異常，大都與貧血及血液疾病有關。

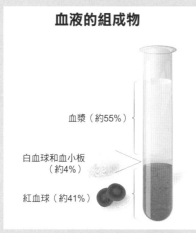

血液的組成物

血漿（約55%）

白血球和血小板
（約4%）

紅血球（約41%）

所有血液裡的細胞以紅血球數量最多

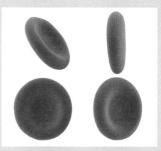

圓盤狀紅血球 3D 模擬圖

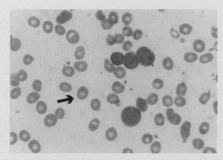

血液抹片高倍視野下所見的紅血球
（箭頭所指為正常紅血球）

紅血球計數的正常參考值及異常時的臨床意義

	項　目	數值/單位	臨床意義
血球計數	紅血球 RBC	男：4.2～6.2 女：3.7～5.5 （百萬）$10^6/\mu l$ 微毫升	**上升**：嚴重燒燙傷、脫水、劇烈運動後；壓力或心血管疾病等造成的血液濃縮；紅血球增多症。
			下降：貧血；骨髓造血抑制；維生素缺乏；出血、溶血；肝臟疾病。

WBC count（white blood cell count）
024 白血球數量檢查 WBC count

血液檢查最基本的是先了解各種血液細胞的數量。感染或腫瘤等疾病可能會導致白血球數目升高。

血液裡的細胞組成物中，除了紅血球外，還有一群數量雖少但生理功能也很是重要的白血球（white blood cell；WBC），正式英文 leukocyte是源自古希臘語 leukós「白」和 kýtos「中空」之意。廣義來說，白血球可算是人體免疫系統的一部分，幫助身體抵抗外來物（如微生物病原）的入侵。白血球是由骨髓的**造血幹細胞**所製造，成熟的白血球大多有**細胞核**（有單核、大小核、分葉多形核之分），能作變形運動。

白血球做為免疫細胞，當身體有腫瘤或其他疾病時，血液內的白血球總數及各種不同白血球分類的百分比（數量）會有變化。正常情況下，白血球在末梢血液裡的數量約每微毫升數千到一萬顆，除了在血中，白血球還存在於淋巴系統、扁桃腺、脾以及其它組織。

根據血液自動分析儀所提示的正常參考值以及須立即通報的「危險數據」，整理於右頁表。一般說來，白血球數量的異常多或少，大概與發炎、腫瘤、白血病等有關，特將這些血球數量增加或減少的臨床檢查意義一併整理於右頁表，方便讀者進一步參考。白血球若因失去控制而異常大量增生，所引起的一種惡性疾病名為**白血病**。

血液常規檢查裡的各種血球（紅血球、白血球、血小板）計數在臨床上的使用相當普遍，除了可做為基礎的健康檢查（了解身體及血液的基本狀況）外，主要是輔助醫師做血液疾病（如貧血、凝血）或發炎、感染、惡性血液腫瘤的初步判定，也可藉數據高低來評估疾病嚴重程度及治療成效。

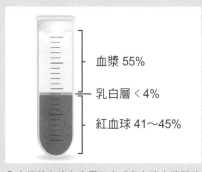

血漿 55%

乳白層 < 4%

紅血球 41～45%

全血經離心後在底層紅血球與上清血漿間的
乳白色層 buffy coat 即是白血球

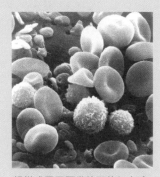

掃描式電子顯微鏡下的紅血球、
血小板、白血球（由維基百科提供）

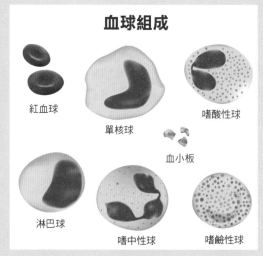

血球組成

紅血球

單核球

嗜酸性球

血小板

淋巴球

嗜中性球

嗜鹼性球

所有血球的繪圖 五個較大有核的即是不同的白血球

白血球計數的正常參考值、危險通報數值及臨床意義

項 目	數值/單位	危險通報	臨床意義
白血球 WBC	3.5～10.0 （千個）10^3 / μl	< 1.0 或 > 30 x 10^3	**上升**：發炎（結石、阻塞等）、細菌性感染（病毒感染大都不升反降）；藥物引起；腫瘤、典型白血病（數量很高）。

025 血小板數量檢查 Pl. count

血液檢查最基本的是先了解各種血液細胞的數量。血小板數量異常可能影響正常凝血機制及其他血液疾病有關。

人體的血液細胞分別是由紅血球、白血球及血小板（platelet；Pl.）三大類所組成。**血小板**的正式醫學名為thrombocyte**血栓細胞**，是由骨髓內的巨核細胞（megakaryocyte）細胞質脫落而成釋入於血中，健康成人每天製造的血小板約一千多億個，生命半衰期為6～8天，老化的血小板主要被脾臟內的單核吞噬細胞所清除。一般情況下，血小板呈雙凸盤狀，受到刺激後會伸出突足（pseudopod），呈不規則狀，直徑約2～4微毫米，平均體積7微毫米立方。

血小板平均分佈於循環血液，末稍血中的血小板一般處於靜止狀態，當微血管破裂時會大量聚集。正常人血液中的血小板濃度為每微毫升100～300千個。簡單說，血小板在血液中「趴趴走」，哪裡有出血或受傷，它便去堵住破口，再「呼朋引伴」吸引更多血小板前來，共同與血液中的**凝血因子**形成凝血塊以止血。也就是說，其生理功能主司在止血過程中的血塊形成、凝固收縮以及抗凝因子活化。

一般血液檢查裡的血小板檢驗，最基本的是先看數量正不正常？根據血液自動分析儀所提示的正常參考值以及須立即通報的「危險數據」，整理於右頁表供參考。如果有凝血問題或出血性疾病，要搭配其他凝血因子檢查，逐一抽絲撥繭才能評估是不是血小板的功能異常。原則上，血小板數量增多較無意義，大都出現在一些生理狀況如懷孕、產後、手術後、發炎、感染。莫名其妙的**減少**可能是有出血性疾病、脾臟腫大、骨髓再生不良、自體免疫疾病及白血病（CML）等。

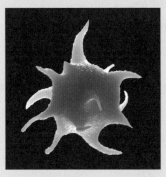

掃描式電子顯微鏡下的血小板

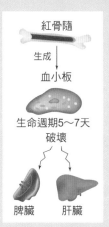

血小板的生成與老化破壞圖

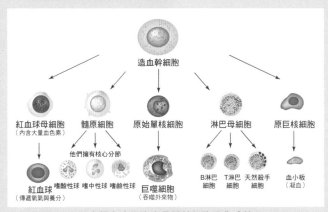

五大類血液細胞自骨髓幹細胞分化成熟

血小板計數的正常參考值、危險通報數值及臨床意義

項　目	數值/單位	危險通報	臨床意義
血小板 Pl.	150～400 （千個）$10^3 / \mu l$	< 30 或 > 1000	**上升：**貧血（溶血、缺鐵、出血、海洋性）；癌症；肝硬化；急性感染；脾臟切除；懷孕、產後……。 **下降：**貧血（再生不良性、惡性）；骨髓再生不良；自體免疫；出血；敗血症；淋巴增生性疾病等。

026 檢查血球容積比 Hct.

了解血球容積比的數值，可知血液裡所有血球細胞的數量正不正常，
若容積比例減少時可能與貧血、溶血有關。

上文有提到，人體的血液是由約佔45 %的血液細胞加55 %液體所組成，而Hct.（hematocrit）即為計算全部血球數目佔全血液量的容積比例。過去是用離心法將血液所有細胞（以最大量的紅血球為主）壓縮到底部，再來測量血球細胞所占的比例，所以又叫做血球壓積比容或**紅血球壓積**（packed cell volume；PCV）。一般民眾不用去管那麼多，只要知道上述的「全部血球數目佔全血液量的容積比例」之定義即可，如此也可輕易明白「全套血液常規檢查」裡的**血球容積比Hct.**到底是在驗什麼？

根據血液自動分析儀所提示的男女不同正常參考值（男生因體形大、血量、紅血球多）如下，也有列出危險通報值：

男：39～53 %

女：33～47 %

危險通報值：< 18 %

一般看Hct.數值異常之意義有：上升時的嚴重燒燙傷、脫水或**紅血球增多症**；下降之**貧血**、失血、溶血、肝心臟疾病等。當Hct. < 18 %時，實驗室應要立即通報，因為呈現這樣的數據，表示該病人血液內的所有血液細胞數量已低到無法應付正常生理運作，是很危險的！

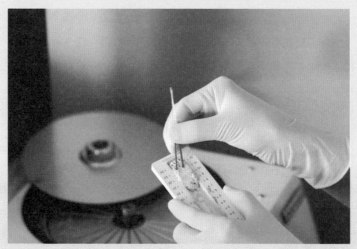

Type of specimen

CPH001 ☐ CBC
CPH004 ☑ Hematocrit (Hct)
CPH005 ☐ Platelets Count
CPH010 ☐ ESR
PH015 ☐

Hct. 是全套血液計數 CBC 裡很基礎的一小項

過去是用毛細管離心法來測量 Hct.，圖上所示毛細管的紅色下層經比對後即
知血球容積比例是多少

Hb.（hemoglobin）

027 血色素 Hb. 檢查

了解血色素的量，可知血液或紅血球健不健康，是否可能有貧血、出血方面的問題。

血色素（hemoglobin；Hb）又稱為血紅素，是紅血球細胞內一種很重要的蛋白。一個血色素是由四條 α 或 β **胜肽鏈盤**繞摺疊包覆一到數個**血基質**（heme）而成，血基質是一種含有**鐵質**之非蛋白的**色素化合物**，每個血基質能攜帶一分子**氧O_2**，所以，血色素的主要功能是攜帶氧氣到身體各處供細胞利用並帶走二氧化碳CO_2。血色素占紅血球總重的35％。平均每克血紅素可結合1.34ml的氧氣，是血漿溶氧量的七十倍。

檢驗紅血球細胞內容物血色素的量，大多是用在不足時的貧血（主要是缺鐵性貧血）評估。另外，當數值低下時也可明瞭與失血、溶血；肝臟、甲狀腺疾病的關聯性。至於，數值的升高，在臨床上常見於嚴重燒燙傷、脫水、紅血球增多症、慢性肺阻塞等情況。

一般實驗室所提示的正常參考值為男：**12.3～18.3 g/dL**；女：**11.3～15.3 g/dL**。在正常範圍內，血色素的量與紅血球的數目有一定的正比關係，所以才有男女之分（男生的紅血球數量普遍比女性多）。當驗出血色素的數據 < 5.0 或 > 20 g/dl時，也是一組需要通報的危險值。

從醫學檢驗的角度，也想讓讀者先了解，還有兩項重要的檢查與血色素有關，也常見於健檢的規劃項目裡。一是用於監控糖尿病的**糖化血色素（HbA1c）**檢查；另一則是鑑別因基因缺陷所導致的**海洋性貧血**之變異**血色素分析**。這兩項進階檢查用同一支**EDTA抗凝**的全血檢體即可。

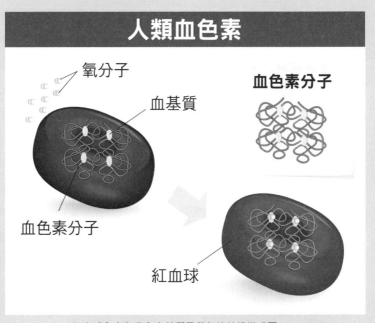

人類血色素

氧分子

血基質

血色素分子

血色素分子

紅血球

紅血球內血色素和血基質及帶氧的結構模式圖

028 血液檢查的計算分析值
MCV、MCH、MCHC

全套血液計數CBC裡的計算分析值MCV、MCH、MCHC，呈現出紅血球和血色素的質與量變化，一般用來評估各式貧血症。

目前國內外的實驗室均已採用血液自動分析技術和儀器來執行「血液常規CBC／DC」檢查，當儀器根據光電技術原理測知紅血球和血色素的量之後，加入參數及**Hct.**數據，可計算出**平均紅血球容積MCV**（mean corpuscular volume）即每個紅血球的平均大小；**平均紅血球血色素MCH**（mean corpuscular hemoglobin）是指每個紅血球內平均的血色素量；**平均紅血球血色素濃度MCHC**（mean corpuscular hemoglobin concentration）是指所有紅血球血色素的濃度平均值。以機器的設定而言，驗一次血八種數據都跑出來。

MCV等這些屬於**全套血液計數CBC**（complete blood count）裡的各小項計算值，對健康檢查（一般健康群體）來說，實用性不大，多「送」的項目。但用於臨床診治上，血液科醫師則會特別注意這些項目的數值變化，整理如下供參考。

一、MCV（正常參考值80～99 fL）：數值上升：常見於酗酒；維生素B12、B6、葉酸缺乏；惡性貧血、**免疫溶血性貧血**。若＞105又有貧血症狀，可初步判定是**大球性貧血**（可用血液抹片鏡檢紅血球大小來確認）。數值下降：常見於放射線治療；G6PD缺乏；**缺鐵性貧血、海洋性貧血**。若＜75又有貧血症狀，可初步判定是**小球性貧血**。二、MCH（正常參考值26～34 pg）：數值上升：常見於嬰兒；冷凝集素作用；**大球性貧血、惡性貧血**。數值下降：常見於**缺鐵性貧血、小球性貧血**。

三、MCHC（正常參考值30～36 g/dL）：數值上升：常見於新生兒；遺傳性球性紅血球；肝素使用。數值下降：常見於**低血色素貧血、巨大球性貧血**。些微下降於**缺鐵性貧血、海洋型貧血**。

血 液 常 規 檢 驗 報 告

病歷號碼：　　　　　　申請科別：內科　　　　　　床　位：

姓名性別：王 小 明（男）　申請醫師：

檢體編號：　　　　　　收件時間：108/10/19　09：20　　醫檢師：

檢　體：EDTA全血　　　確認時間：108/10/19　09：38　　醫檢師：

檢驗項目	中文名稱	結果	正常參考值	單位
WBC	白血球數量	12.5	3.5～10.0	$10^3 / \mu l$
RBC	紅血球數量	5.0	男4.2～6—.2 女3.7～5.5	$10^6 / \mu l$
Hb.	血色素	14.7	男12.3～18.3 女11.3～15.3	g / dl
Hct.	血球容積比	51	男39～53 女33～47	%
MCV	平均紅血球容積	98	80～99	fL
MCH	平均紅血球血色素	32	26～34	pg
MCHC	平均血球血色素濃度	33	30～36	g / dl
Plt.	血小板量	316	150～400	$10^3 / \mu l$
netrophil-seg.	嗜中性球-分葉核	65	39～74	%
lymphocyte	淋巴球	21	19～48	%
monocyte	單核球	5.0	2.0～10.0	%
eosinophil	嗜酸性球	8.2	0.0～7.0	%
basophil	嗜鹼性球	0.8	0.0～1.5	%
others				

COMMENT：

國內常見的血液檢查報告單

DC（differential count）

029 白血球分類計數 DC

分類各種白血球細胞並計算其數量，供作血液疾病及感染的診治參考。

「血液常規blood routine」的白血球分類計數**DC**（differential count）之檢測項目（物），有五、六項比例或數量（分類 % × 白血球總數即得絕對數量值）：一、**嗜中性球netrophil**：正常**分葉核**Seg.（segmented）為主，另有少見的**帶狀核**（band）嗜中性球。二、**淋巴球lymphocyte**：大、小淋巴球機器不會分。三、**單核球monocyte**。四、**嗜酸性球eosinophil**。五、**嗜鹼性球basophil**。

一般實驗室早已使用全自動血液分析儀和試劑，所提示的血液常規檢查正常參考值大致類似，整理如右頁表供參考。

全套血液常規的白血球分類計數**DC**各項檢查數據超出正常參考範圍，可能是有臨床意義，特整理於下表供參考。

項　目	異常	臨　床　意　義
嗜中性球分葉核	上升	急性（帶狀核細胞增加明顯）細菌性感染、發炎；敗血症；過敏；燒燙傷；中毒。
單核球	上升	EBV感染；梅毒；何杰金氏病；SLE。
淋巴球	上升	病毒、弓蟲感染；梅毒；單核球增多症；淋巴性白血病。
	下降	細菌感染時（比例上減少）。
嗜酸性球	上升	寄生蟲感染、瘧疾；結核；過敏病（特別在氣喘、濕疹）。
嗜鹼性球	上升	藥物過敏；甲狀腺功能低下；腎炎。

血液細胞

紅血球

血小板

白血球

單核球

嗜酸性球

嗜鹼性球

嗜中性球

淋巴球

人類的各種血球形態

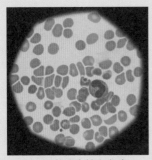
band 核嗜中性白血球

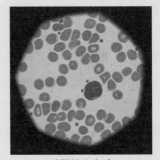
嗜酸性白血球

血球分類計數的正常參考值

	項　目	數　值	單　位
白 血 球 分 類	嗜中性球分葉核	39～74	%
	淋巴球	19～48	%
	單核球	2.0～10.0	%
	嗜酸性球	0.0～7.0	%
	嗜鹼性球	0.0～1.5	%

Hb-Ep.（hemoglobin electrophoresis）
030 變異血色素檢查 Hb-Ep.

利用電泳技術分析血色素，以鑑別因基因缺陷所導致的血色素變異疾病如海洋性貧血。

前文曾提及，一個血色素（hemoglobin；**Hb**）是由四條**α**或**β胜肽鏈**盤繞摺疊包覆一到數個**血基質**（heme）而成，正常成人的血色素以各兩條α、β胜肽鏈（α2β2）組成的**Hb A**（或Hb A1）為主，佔96.5～96.0％。當人類第16對（控制α胜鏈）、第11對（控制β胜鏈）染色體的基因有缺損時，所製造出來的即為**變異血色素**（variant Hb）。簡單說，α鏈異常，造成α海洋性貧血症；β鏈出問題，導致β海洋性貧血症。一般實驗室的Hb-Ep.分析結果以各種變異血色素的**圖式**（patterns）和**百分率%**來發報告，正常參考值如下：

Hb A1 **94.3～97.8 %**；Hb A2 **2.2～3.7 %**（灰色地帶3.7～4.0%）；Hb F **0.0～3.7 %**；other type **0.0 %**

Hb四條胜肽鏈所組成的血紅蛋白（不含鐵分子的血色素）與一般球蛋白相似，是有**極性、帶電荷**的。在一定酸鹼值的緩衝液環境下予以通電，蛋白會依其**等電點、分子大小**、形狀及所帶**電荷**之不同，以不同速率向電場中的陰極或陽極移動（即通**電泳動**），因而達到細微差異之variant Hb的分離。Hb-Ep.主要是用來分離各種不同的血色素並加以鑑別，可診斷出大部份的**海洋性貧血**及**血色素病變**。

Hb-Ep.並不是用來**檢查「地中海型貧血」**或**檢查貧血症**的有無，而是用於鑑別因基因缺陷所導致的血色素異常疾病（當然血色素一旦異常，直接表現就是帶氧功能不良及「貧血」症狀）。Hb-Ep.常用於MCV偏低、未確定原因的溶血性貧血或紅血球增多之Hb鑑別，不過，還是得先驗**血鐵**和**總鐵結合能力**（TIBC）來排除缺鐵小球性貧血症。

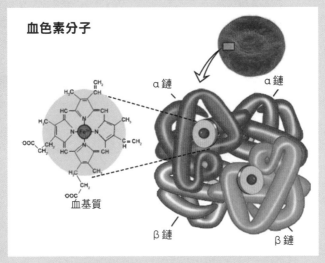

血色素模擬結構圖（由 Buzzli.com 提供）

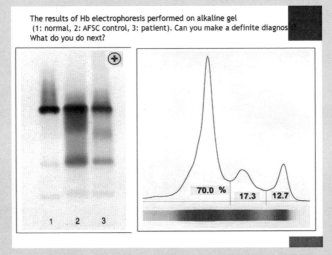

血色素電泳分析的結果與 patterns 圖（由 www.slideplay.com 提供）

blood sugar（glucose）AC / PC

031 飯前 / 飯後血醣篩檢

了解身體內對飲食醣類之代謝或利用的情形。

　　我們常說的**「血糖檢查」**是指測定血清中**葡萄醣（glucose）**濃度的高低，以了解身體對醣類之代謝或利用的情形。我們由飲食攝取的各式碳水化合物經消化分解成葡萄醣後被吸收，透過血液送到各處組織供細胞利用或轉換成**肝醣（glycogen）**貯存於肝細胞內。

　　正常人的血糖（血中葡萄醣）值會隨饑餓、飲食而有所高低起伏，胰臟內**胰島 β 細胞**是根據血中葡萄醣的濃度來分泌胰島素，血糖上升會刺激胰島素分泌；相對的血糖下降時則會抑制。經此種調節機制使血糖維持在一定的範圍。因此，血糖檢查最基本的就是要分**飯前**（空腹，AC）、**飯後**（PC）、**隨機**（Rd），各有不同的正常參考值，綜合整理如下：

　　空腹；70-80～110-115 mg/dl；飯後：< 120 mg/dl。

　　隨機：< 130 mg/dl；飯後兩小時：80-85～135-140 mg/dl。

　　危險通報值：> 500 mg/dl或 < 40 mg/dl。

　　血液葡萄醣值是變動的，會隨年齡、每段期間生活習慣甚至每天的飲食而有**範圍內差異**，在民眾常聽過的**「抽血驗血糖」**、**「一滴血簡易血糖檢測」**（右頁圖）、「驗尿糖」中，還是以抽血來化驗的血糖值較準，這是最基礎、方便又較能確實反應身體狀況的血糖檢查，短期內連續二到三次的檢驗結果綜合判斷較有意義。一般血糖超過正常值時須複驗或做進一步檢查。血糖值可用於區別正常和糖尿病人（高危險群篩檢），以及做為糖尿病治療監控指標。

　　血液被抽離身體後，紅血球仍會代謝利用葡萄醣（糖解作用），所以抽血完未立即離心之血液內的血糖數值會持續下降，因此，抽血後要加氟化鈉抗凝劑離心後所得的血清盡速檢驗，以免不準。

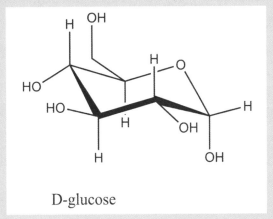

葡萄醣（六碳單醣）化學結構式

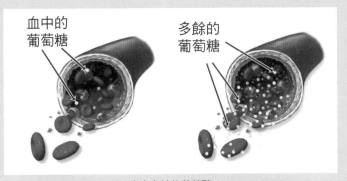

血中多餘的葡萄醣

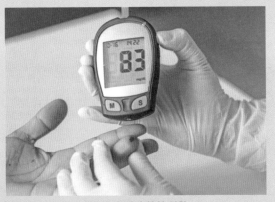

簡易方便的血糖檢測儀

HbA1c（glycosylated hemoglobin）
032 糖化血色素 HbA1c

檢測糖化血色素的比例，可得知受測者過去三個月血液裡的血糖平均值，這是糖尿病長期治療監控的好指標。

血色素（hemoglobin）位於紅血球上，主要功能是將氧氣帶到身體各處，供組織細胞運用。血液中的葡萄醣會黏附在血色素上，稱為**糖化血色素**（glycosylated hemoglobin）。各種糖化血色素中，最重要的是**HbA1c**，葡萄醣一旦結合到**HbA1c**上，就不易脫落，且一直會在紅血球內積累，直到紅血球平均80～100天的生命週期結束被代謝掉為止。所以檢測血液中**HbA1c**這種帶醣血色素的濃度，就可明白受測者過去三個月血液裡的血糖平均值。

目前測定糖化血色素的標準方法為**HPLC**（高效能液相色層分析法），所提示之正常參考值：**HbA1c**糖化百分比為**4.0～6.0％**。患有糖尿病者最好控制在**7％以下**，如果超過就需要找醫生調整藥量。

由於HbA1c的比例與平均血糖成正比（有關血糖值與HbA1c％對照整理於右頁表），加上HbA1c檢測的特異性及穩定性很高，且不像血糖值容易受到許多因素如飲食的影響而有起伏變化。定期抽血檢驗HbA1c，是一個非常有用的糖尿病進階診斷和血糖控制指標。

血糖控制較差的糖尿病患者，其HbA1c的比例會大幅高於一般人。不過，若糖尿病人因其他疾病或生理症狀，如慢性失血、慢性腎衰竭、惡性貧血、溶血性貧血、地中海型貧血，而導致紅血球壽命降低，可能會出現高血糖而**糖化血色素正常**或**偏低**（偽低值）。

過去有人曾建議使用糖化血色素做為糖尿病的篩檢工具，但由於正常人、葡萄醣耐受性異常的病人與糖尿病患者的HbA1c分佈有所重疊，糖化血色素僅能呈現平均血糖值，以做為糖尿病患控制血糖的參考。若想篩檢糖尿病，還是做血糖測定較為簡單、經濟又準確。

糖尿病確診的定義
1. 已出現「三多」症狀，偶發血糖高於200 mg/dl。
2. 飯前血糖值 > 126 mg/dl；飯後血糖值 > 140 mg/dl。
3. **糖化血色素**比例 **> 6.5 %**。

美國糖尿病學會建議（此規範對孕婦及孩童不適合）
1. **糖化血色素**比例在**5.7～6.3**間是罹患糖尿病的**高危險群**。
2. 確認的陽性報告應在不同日子覆檢。
3. 糖尿病控制者的HbA1c若**大於9.0 %**時應積極處理。

HbA1c %	平均飯前血糖 mg/dl	HbA1c %	平均飯前血糖 mg/dl
5	90	10	250
6	120	11	290
7	150	12	330
8	185	13	360
9	220	14	395

033 中性脂肪三酸甘油脂 TG 檢查

了解三酸甘油脂和其他血脂肪的數值，可共同評估脂質代謝是否異常以及罹患心血管疾病的風險。

triglyceride（**TG**）或 triacylglycerol（TAG）較正確的中文有機化學譯名是**三醯**（ㄒㄧ）**甘油酯**（ㄓˇ），一般「貼近」民眾的說法稱作**「三酸」甘油「脂」**也無太大問題，簡單則叫它**「中性脂肪」**更好。三酸甘油脂是動物體內俗稱「血脂肪」的一種**中性酯類**化合物，由甘油（glycerol）和三個「**醯化**」的**脂肪酸**所組成，可透過日常飲食攝取。三酸甘油脂可自由穿透細胞膜，進出細胞內外。腸道吸收飲食中的動植物三酸甘油脂，在脂肪酶（lipase）和膽汁的作用下被分解為**甘油和脂肪酸**。另外，肝臟可將食入且多餘的醣、蛋白和脂肪酸，經一連串化學途徑合成為**內生性**三酸甘油脂，並貯存於各組織的脂肪細胞內，以備身體不時之需（當細胞有需要時再轉換成葡萄糖直接使用）。

三酸甘油脂是身體內非常重要的脂質之一，無論它是外來（吃入過多）或內生（肝臟合成），正常成人的參考區間應落在50～150 mg/dl，低於下限值太多（如 < 25 mg/dl）也不好。臨床上，有關血液三酸甘油脂數值的異常升高或偏低之情況，整理於右頁表供參考。檢驗血中三酸甘油脂的高低，可用來評估受測者的**脂質代謝**狀態，特別是**繼發性高脂血症**的**危險群**（如控制不好的糖尿病患、甲狀腺功能低下者），三酸甘油脂被列為定期務必追蹤的項目之一。

三酸甘油脂是**極低密度脂蛋白**（VLDL）（70％）和**乳糜微粒**的主要成份，在新陳代謝過程中作為**能源**（其能量「密度」為醣類、蛋白質的兩倍，約每克9大卡）和食物中脂肪的**運輸工具**上，扮演很重要的角色。**原發性及繼發性高三酸甘油脂血症**（hypertriglyceridemia），是指乳糜微粒和VLDL濃度增加或殘餘的量所造成血漿的三酸甘油脂上升。正常情況下，餐後三酸甘油脂升高是因乳糜微粒的形成並進入循

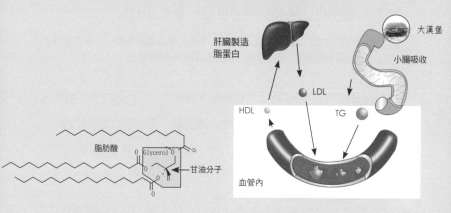

肝臟製造
脂蛋白

大漢堡

小腸吸收

LDL

HDL

TG

血管內

脂肪酸

Glycerol

甘油分子

三酸甘油脂化學結構式

三酸甘油脂的攝取、代謝與堆積

異 常*	生理/飲食/習慣	病 症	遺傳相關
升高 **180～** **1000** mg/dl	懷孕；飢餓早期；近期高糖、高脂飲食；酗酒、抽煙、壓力。	糖尿病控制不良、主動脈瘤、胰臟炎、脂肪栓塞、腎病症候群、動脈硬化、肝醣儲存疾病、黏液水腫、心肌梗塞、甲狀腺功能低下、痛風。	家族性高脂蛋白血症
下降 **< 50** mg/dl	營養不良、某些藥物的使用。	脂蛋白缺乏、甲狀腺功能亢進、刺狀紅血球症、肝門脈硬化、慢性肺阻塞。	

* 美國 National Cholesterol Education Program 2002 年將三酸甘油脂正常參考值的上限下修為 150 mg/dl。

環系統。有些人清除乳糜微粒的能力差，導致嚴重的高三酸甘油脂血症（> 1000 mg/dL），並經常呈現**臨床性的胰臟炎**。空腹狀態的高三酸甘油脂血症，大部份是由於循環系統內**VLDL的量升高**所致。

T-Chol.（cholesterol, total）
034 膽固醇總量測定 T-Chol.

不全然是「壞東西」的膽固醇，當測知其總量異常時，只能評估是否有血脂肪異常以及心血管疾病、動脈硬化的風險。

膽固醇（cholesterol）不全然是「壞東西」，它是我們人體不可或缺的脂質，是製造身體所有細胞之細胞膜、胞器膜的重要材料（人體內約有140公克的膽固醇，其中85％與細胞膜的構造有關）以及是合成許多**荷爾蒙的先驅物**，另外，膽固醇與維生素D和**膽酸**（食物脂肪的消化與吸收）也有很大關聯。

早在1930年代，科學家便已確立膽固醇的化學結構式，四十年後開始注意到它與心血管疾病的關係，但至今，膽固醇對身體的各種影響仍有許多不明之處。人體內幾乎所有細胞都會合成膽固醇，這些「內生性」膽固醇以小腸和肝臟細胞製造最多，占約20％以上。「外源性」膽固醇是指動物性食物經消化自小腸吸收回血流，在肝臟重新略加「組合」的膽固醇。食物中的膽固醇以動物之神經組織和內臟含量最多，例如豬腦的膽固醇含量高達總重量的2％，其他如動物的肝臟、腎臟；烏魚子；蛋黃等也含有高量的膽固醇。

一般我們所謂的**總膽固醇**包括**酯化**膽固醇（cholesterol-ester）和**游離**膽固醇（free cholesterol），兩者約為七三比。這些膽固醇分別來四種不同的脂蛋白——**高**密度脂蛋白（**HDL**）、**低**密度脂蛋白（**LDL**）、**極低**密度脂蛋白（**VLDL**）和**乳糜微粒**（chylomicron），所以，血清裡總膽固醇的量也就是指這**四種不同密度脂蛋白中所帶有膽固醇的總合**。實驗室依據其檢驗方法所提示之正常參考值：**< 120～200 mg/dl**。

人體內的膽固醇量受肝腎功能、營養狀態、內分泌運作及遺傳等因素影響，但其濃度穩定、短期變化不大，不受一、兩次飲食及身體活動量而有急遽升降，不像三酸甘油脂。單獨檢測總膽固醇的量其實

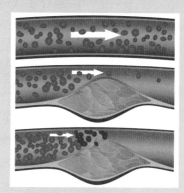

膽固醇化學結構式　　　　　　膽固醇斑塊之動脈（粥樣硬化）的說明

膽固醇異常	生理 / 狀況	疾　病
> 240 mg/dl	糖尿病控制不良時；動脈硬化、心臟衰竭、黃疸、膽道阻塞；高脂蛋白血症。	庫辛氏症、腎絲球腎炎、與脂質代謝和堆積有關之疾病、慢性胰臟炎、腎病症候群、肝醣儲存堆積疾病。
< 120 mg/dl	營養或吸收不良；低脂蛋白血症；甲狀腺機能亢進；肝臟合成障礙。	溶血性貧血、惡性貧血、肝炎、尿毒症。

臨床意義不大，應配合**高、低密度脂蛋白膽固醇**（HDL-Chol.、LDL-Chol.）和三酸甘油脂共同判讀，才能綜觀評估脂質代謝異常及心血管疾病、動脈硬化之風險。不過，我還是把有關單一總膽固醇數值的上升或下降在臨床上所見之情況，整理於上表供參考。

LDL-Chol.（low density lipoprotein cholesterol）

035 俗稱壞的（低密度脂蛋白）膽固醇 LDL-C

> LDL把肝臟裡的膽固醇透過血流運送到各處組織，當LDL太多時會堆積在血管壁造成硬化，此時簡單叫它「壞的」膽固醇LDL-C。

幾乎所有內生性、外源性的脂質（lipid）均與**脂蛋白元**（apoprotein；Apo-p）結合成**脂蛋白**（lipoprotein；右頁圖）後，才能運送到身體各處。脂蛋白可分成**乳糜微粒（CM）**、**極低密度脂蛋白（VLDL）**、**低密度脂蛋白（LDL）**、**中密度脂蛋白（IDL）**、**高密度脂蛋白（HDL）**五大類。LDL分子中所含的膽固醇稱為**低密度脂蛋白膽固醇（LDL-C）**，它在整個LDL分子結構中所占的比例相當穩定（45％上下）。依據直接上自動化分析儀的試劑和方法，所提示的正常參考值：**< 130 mg/dl**。

由於血中LDL-C和HDL-C的量與總膽固醇有關，也就是說當某人的膽固醇總量是130或200 mg/dl（都在正常範圍）時，其LDL-C、HDL-C的絕對數值會有差異，且兩者的比例也很重要。因此，有學者認為LDL-C和HDL-C的正常參考值應以兩者的比例來表示較好。另外舉個例子，用右頁表來說明LDL-C、HDL-C比較特殊的正常參考值看法。

LDL是人體很**重要**但被視為「**不好**」的脂蛋白，它把肝臟裡的膽固醇運送到全身各組織供細胞使用。但血中的LDL過多時會沉積在周邊組織或血管，例如在**心臟冠狀動脈**或中小動脈的管壁上，易形成**粥狀樣硬化**、血管栓塞。因此，當驗出LDL-C過高時（大於130 mg/dl或大於3.5倍HDL-C），則屬於易有心血管疾病（冠心症CHD、動脈硬化、中風、微血管疾病）的高危險群。

LDL-C異常升高於心肌梗塞、冠狀動脈硬化、庫辛氏症、第二型高脂蛋白血症、甲狀腺功能不足、肝門靜脈硬化。而也在糖尿病、腎

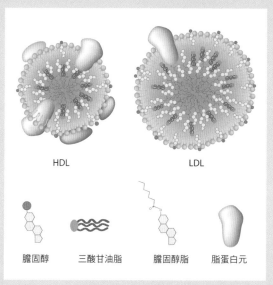

HDL   LDL

膽固醇   三酸甘油脂   膽固醇脂   脂蛋白元

脂蛋白 HDL、LDL 的構造與組成物

	Chol.	LDL-C	HDL-C	Chol./HDL-C	臨 床 看 法
個案一	180	128	30	5.3	個案一的Chol.、LDL-C雖正常但比個案二還不好，因HDL-C不足。
個案二	230	140	45	4.2	

病、紫質病患者及懷孕時見到上升的情形。

　　血中總膽固醇量可用來評估整體脂質的代謝狀態，LDL是血液中**攜帶膽固醇最多**的脂蛋白，所運送的**LDL-C**為造成血管阻塞、硬化的兇手之一，醫師簡單告訴民眾這是「**壞的膽固醇**」。LDL將身體所需的膽固醇隨血流帶給各組織細胞使用，剩餘的會運回肝臟，重新另一次的代謝過程。但是，萬一有過多的LDL沿著血管壁沉積時會威脅血管的健康，此時，有血管壁「清道夫」雅稱的**高密度脂蛋白（HDL）**會協助將膽固醇清離血管壁，運回肝臟（參見下文72頁）。

HDL-Chol.（high density lipoprotein cholesterol）
036 俗稱好的（高密度脂蛋白）膽固醇 HDL-C

當測知HDL-C正常或較多時，表示體內有「血管壁清道夫」雅稱的HDL之量與運作功能正常，心血管疾病危險機率較低。

在三種主要的脂蛋白中，以**高密度脂蛋白（HDL）**所含三酸甘油脂及膽固醇的量最少，比例也很穩定（約20％左右）。目前各實驗室大都用全自動分析儀直接定量偵測血中的**HDL-C**，不僅準確、方便、價格低廉，干擾因素也很少。得知HDL-C的量亦可評估整體HDL的多寡。大部份實驗室所提出的HDL-C正常參考值，有以下四種表示，整合如下供參考。**愈多愈好：> 40 mg/dl**（反向判讀意味，不預設限之高的指數）；**參考區間：40～55 mg/dl**（95％正常、健康的群體在此範圍）；**男女有別：男：35～55 mg/dl；女：40～65 mg/dl；相對表示：> 0.2的總膽固醇mg/dl**（同支檢體，同時做）。

從五種（乳糜微粒、極低密度、低密度、中密度、高密度）脂蛋白的性質和結構來看，過去認為解離自所有脂蛋白中的膽固醇總合即是我們所測得之總膽固醇，LDL（含中密度脂蛋白IDL）和HDL內部的膽固醇佔了80％，而密度極低（含大量三酸甘油脂）的VLDL、乳糜微粒內的膽固醇合計不到20％。因此，加上三酸甘油脂的變數，提出一個推算LDL-C或HDL-C的公式，整理如下供參考。

HDL-C（LDL-C）= T-Chol. − LDL-C（HDL-C）− 1/5 TG

過多的LDL沿著血管壁沉積時會威脅血管的健康，而HDL卻像是**清道夫**，會協助將膽固醇清離血管壁，運回肝臟。這還只是初步的了解，由於HDL為何會攜帶HDL-C以及攜帶後的代謝機制相當複雜，目前還沒完全解開它是如何幫助血管壁保持健康的謎題。

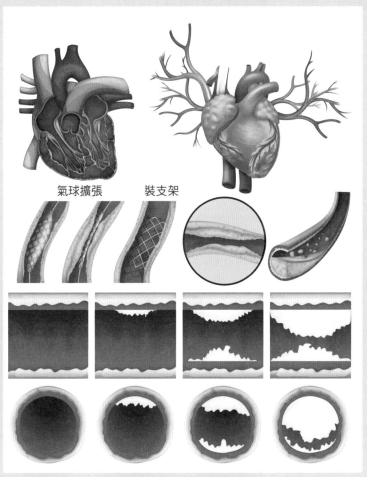

氣球擴張　　　裝支架

因膽固醇堵塞血管導致心血管疾病意示圖

　　由於HDL的主要功能是將原本可能沉積在血管壁上的膽固醇（由LDL運送來的LDL-C）清運回肝臟代謝，當測出血液中的HDL-C正常或增多時，表示體內HDL的量與運作功能正常，努力「忙」於工作才有此結果。反之，當「好的」東西（HDL-C）不多時，代表發生心臟血管疾病的危險機率比較高。

037 血中全蛋白測定 TP

檢測血中蛋白總量，可明瞭身體的營養狀態以及輔助篩檢肝、腎方面的疾病。

蛋白質（protein）是一種複雜的有機化合物，由胺基酸（amino acid）分子呈線性排列所形成的多胜肽（polypeptide）團，相鄰胺基酸可連接在一起。多個蛋白質也可聚在一起，往往是透過結合成穩定的蛋白質複合物，以發揮某一特定功能。出現在血液裡的蛋白質大都是由肝臟及網狀內皮系統所合成，依結構及功能不同而可分為**白蛋白**（albumin）和**球蛋白**（globulin）兩大類。實驗室使用自動分析儀器來檢驗血中蛋白質，所提示之參考區間有些許差異，為方便記憶，合併整理如下：**6.0-6.5～8.0-8.7 g/dl**。

蛋白質是生物體非常重要的有機化合物，其功能視種類和結構而定。例如參與所有細胞生理代謝、訊息傳遞的**酶**即是蛋白；細胞核內外保存重要遺傳物質的**核蛋白**；荷爾蒙、激素的部份結構；運輸血液中的物質如攜帶氧的**血色素**；負責止血的**凝血蛋白**以及與免疫力有關的抗体為**球蛋白**等，而含量最多的**白蛋白**則與組織細胞的生長或修復、調節滲透壓、酸鹼值緩衝等有關。影響血清總蛋白量的主要因素為肝、腎、免疫系統及營養狀況，另外，休克、脫水（嚴重燒燙傷、嘔吐、腹瀉）、大量出血等也會造成總蛋白在血液中量的增減。有關總蛋白異常的情況詳列於右頁表供參考。

基本上**總蛋白TP**是指白蛋白和球蛋白這兩種大量蛋白的總合，測定**TP**在臨床只有以下「輔佐診斷」的用途：一、評估受測者身體的營養狀況。二、肝臟（肝機能、肝臟製造蛋白質的能力）方面的疾病。三、腎功能異常所導致的蛋白流失（輔助診斷腎臟的病變）。四、某些特殊疾病所引起的各種蛋白異常，評估是否需要做進一步檢查的必要。我以醫檢師的臨床觀點提出，利用總蛋白量高低來篩檢身體的機

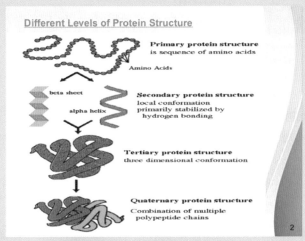

Different Levels of Protein Structure

Primary protein structure
is sequence of amino acids

Amino Acids

beta sheet

Secondary protein structure
local conformation
primarily stabilized by
hydrogen bonding

alpha helix

Tertiary protein structure
three dimensional conformation

Quaternary protein structure
Combination of multiple
polypeptide chains

不同層次（從胜肽鏈到團狀）的蛋白結構

	生理/病理因素引起	常見的臨床病症
高蛋白血症	脫水、嚴重嘔吐；球蛋白增多。	多發性骨髓瘤。
	慢性感染；膠質病；肝、腎病變。	自體免疫膠原蛋白病；澱粉樣變性病。
低蛋白血症	下痢；水腫；嚴重燒傷。	肝硬化、傳染性肝炎。
	多水症；吸收、營養不良。	腎病、慢性腎絲球腎炎。
	懷孕；急性發炎；慢性肝病。	甲狀腺機能亢進。
	原發性高血壓。	充血性心臟衰竭。
	出血；胃潰瘍。	急性膽囊炎。

能哪裡出了問題時？尿蛋白（可參見20頁）似乎比血液蛋白（檢查項目如總蛋白、白蛋白、球蛋白）來得重要、較有意義。

Alb.（albumin）
038 白蛋白測定 Alb.

與全蛋白一樣，可做為全身功能性檢查及評估肝膽機能好壞。

　　白蛋白（albumin）是由584～590個胺基酸所組成，白蛋白屬於「廣義的球蛋白」，因為蛋白胜肽鏈大都糾聚成團，有時是單體或雙體成聚。白蛋白的親水性很強，約每毫升水可溶18毫克白蛋白。在牛奶和雞蛋也有與人體血清裡相同的白蛋白。白蛋白是血液中最主要的蛋白質，占所有血清蛋白總量一半以上，絕大部份由肝臟製造。在人體內最重要的作用是維持**膠質滲透壓**；做為**結合蛋白**，幫忙運送膽紅素、脂肪酸、荷爾蒙、激素、代謝物、毒素、藥物等及其他不溶於水的化合物。血中白蛋白量的增減，也直接左右了血清蛋白的總量。國內實驗室所提示的正常參考區間大致雷同：**3.5～5.0-5.3 g/dl**。

　　由於肝細胞是合成血清白蛋白的主要「場所」，當有嚴重肝炎、肝硬化或肝腫瘤時，白蛋白的生成勢必有所障礙，而在血清中的含量也會變少。在腎臟方面，白蛋白幾乎全透過腎臟再吸收回血液，**尿中出現**白蛋白時，應可看出腎臟已有病變。也就是說，腎臟病患者之腎絲球過濾吸收白蛋白的能力出問題後，白蛋白流失於尿液，使得血液中的白蛋白明顯劇降。至於其他引起**低白蛋白血症**（hypoalbuminemia）的生理病理因素有體水過多症、營養或吸收不良、嚴重燒燙傷、急性發炎、心臟衰竭、庫辛氏症（Cushing's syndrome）等。

　　測定白蛋白常用來評估受檢者的營養狀態、肝臟機能好壞（間接看出肝細胞是否正常）、腎絲球病變以及膠質滲透壓的平衡（反應在血漿體積的改變）。白蛋白是維持體內膠質滲透壓最重要的蛋白，過低時往往導致水腫發生，例如肝癌病人常因白蛋白過低而有腹水現象。白蛋白**劇烈升高**的情況並不常見，以嚴重脫水所引起的情況居多。

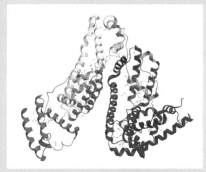

左右雙體白蛋白結構模式圖

血漿蛋白

血漿

白蛋白
35-50 g/l

球蛋白

纖維蛋白原
2-4 g/l

α_1
球蛋白
1-4 g/l

α_2
球蛋白
4-8 g/l

β
球蛋白
6-12 g/l

γ
球蛋白
8-16 g/l

65-85 g/l

血漿蛋白的組成

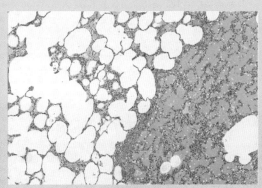

組織水腫細胞切片

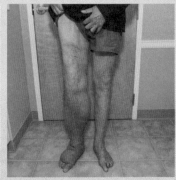

嚴重低蛋白血症所導致的下肢水腫

039 球蛋白測定 Glo.
與白蛋白球蛋白比值 A/G

球蛋白升高以及白蛋白球蛋白比值接近1時，可用來評估敢染的免疫力及肝疾的嚴重程度。

　　大多數的血清蛋白均為「球狀蛋白」（globular protein）結構，本文所述的**球蛋白（globulin）**較為狹義，是指血清蛋白扣掉**白蛋白**後的大分子、結構緊密多變之蛋白。大都可溶於水的血清蛋白在鹼性環境下通予電流，這些蛋白分子會依帶電荷及大小（輕重）泳向一方電極而呈現不同分佈聚落。這群球蛋白因分子量不同（92～120K dt.）依序有 α_1、α_2、β、γ 四類球蛋白，這即是本文的檢測物。血清球蛋白是指「非白蛋白」（non-albumin）的其他所有蛋白。實驗室所提供之正常參考區間，合併整理如下：**1.5-2.4～3.5-3.9 g/dl**（下限差異較大）。

　　A/G ratio是指測得**白蛋白**和**球蛋白**後的計算**比值**。實驗室提供的參考區間（與總蛋白、白蛋白的測定有關）合併整理如下：**1.0～2.0-2.5**（白蛋白至少要與球蛋白等值到2.5倍量）。雖然白/球蛋白比值為計算所得，無健保代碼，在一般自費健檢也屬於「贈送」項目，但配合總蛋白、白蛋白、球蛋白含量，檢視A/G比值仍有部份臨床意義。

　　由於三類球蛋白的生理功能不同，除非有與**球蛋白生成有關**的特殊疾病發生，否則 、 球蛋白的量相對穩定，不易大起大落。所以，臨床上發現，當血清球蛋白有明顯增減時應與**最大群的 γ 球蛋白即免疫球蛋白的量**有關。γ 球蛋白的升高通常意味體內有活躍的免疫反應，特別是在病毒感染，以及過敏、惡性腫瘤發生時。

　　有關血清球蛋白量增加或減少的生理病理原因整理於右頁表。拿球蛋白的量與白蛋白相比較，可「側面看出」**肝臟疾病**的嚴重程度。正常情況下，白蛋白的濃度應比球蛋白高，但在嚴重的病毒性肝炎甚

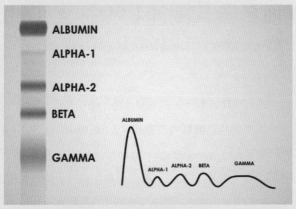

利用電泳技術分析正常血中蛋白的量，泳圖左側的白蛋白量最
多，三種球蛋白中則以 γ 球蛋白的量最大

	生理病理因素	疾　病
球蛋白上升	肝硬化、慢性肝炎	多發性骨髓瘤、白血病
	活動性肺結核、肺炎	全身性紅斑狼瘡SLE
	類風濕性關節炎	
球蛋白下降	注射腎上腺皮質激素後	
	先天性無 γ 球蛋白血症	

至演進成肝硬化或肝癌時，常呈現白蛋白下降（壞的肝細胞無力合成白
蛋白）、球蛋白量升高之勢（肝細胞受損會引發身體製造一些球蛋白來救
援）。因此，A/G比值會接近1，甚至小於1時可能代表肝疾愈嚴重。

　　長期多次檢驗球蛋白，其數值都偏高且無明確的感染、發炎或肝
臟病症，應把診斷目標朝向**淋巴性**或**骨髓性惡性腫瘤**而執行**免疫球蛋
白電泳**（immunoglobulin electrophoresis）檢查。這些與造血或免疫機
能有關的骨髓瘤有大量製造**單一種免疫球蛋白**（monoclonal protein）
的傾向，在電泳下會出現**特異的波峰**（peak）而得到鑑別。

040 血色素代謝產物膽紅素 T-bil.

測知膽紅素總量，可評估溶血性疾病及膽肝方面的障礙。

當血中的紅血球衰老時，細胞膜會發生變化，流經脾臟、肝臟或骨髓等處，這些器官之**網狀內皮系統**（reticuloendothelial system；RES）的巨噬細胞（macrophage）可加以「辨識」，進而吞食「回收」這些紅血球。此時，血色素被分解成蛋白（globin）和**血基質**（heme），血基質被一連串的酵素反應催化成**膽紅素**。

在末梢組織所代謝出來的膽紅素會被釋出進入循環系統，大部份與血中的白蛋白結合，此時的膽紅素稱為unconjugated「未共軛化」，無論是否與蛋白結合，同被視為**游離膽紅素**。未與蛋白結合的膽紅素為脂溶性、顏色較亮黃，容易通透細胞膜沉積於細胞中且有毒性，例如新生兒血中若有大量（20 mg/dl）的脂溶性膽紅素時可能會傷及腦部組織。至於與蛋白結合後的**膽紅素暫時複合物**轉為水溶性，除了便於在血中運送至肝臟外，也限制膽紅素任意進出各種細胞的胞膜，如此才不會對組織造成毒害。

膽紅素是一種鏈狀**四吡咯化合物**（tetrapyrroles，許多生物膽色素的共同結構），含有四個吡咯環，分子量約585；分子式$C_{33}H_{36}O_6N_4$。雖然膽紅素含有數個親水基團，結構（見右頁圖）也與同為膽色素系列的膽綠素（biliverdin）相差無幾，但膽紅素在水中的溶解性卻比膽綠素要差很多。膽紅素是非極性的脂溶性物質，難溶於水，但對血漿中的蛋白具有很高的親和力。

膽紅素為臨床上**判定黃疸**的重要依據，也是**肝膽功能好壞**的指標之一。不論試劑或儀器廠牌，國內大部份實驗室之正常參考值差異頗大，綜合整理如下：**0.0-0.5～1.0-2.0 mg/dl**。

正常膽紅素的日產量約250～300 mg，大部份（85%）是來自衰

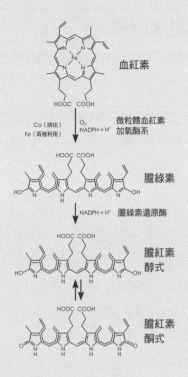

血紅素

Co（排出）
Fe（再被利用）

O_2
NADPH + H^+

微粒體血紅素
加氧酶系

膽綠素

NADPH + H^+ 膽綠素還原酶

膽紅素
醇式

膽紅素
酮式

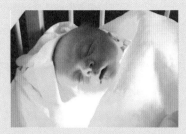

新生兒黃疸

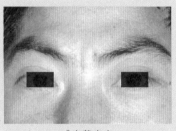

成人黃疸症

老的紅血球，其餘少量為骨髓中未成熟、無效的紅血球或含血基質的細胞化合物如肌紅蛋白（myoglobin）、細胞色素（cytochrome）等，經代謝途徑生成。臨床上有不少病症會導致血中膽紅素增加，即所謂的**高膽紅素血症**（hyperbilirubinemia）。

一般俗稱的**黃疸症**是指血清**總膽紅素**量增加所造成的皮膚和眼睛泛黃，黃疸可因任何一個膽紅素生成環節之代謝途徑發生障礙所引起，導致直接膽紅素（D-Bil.）、間接膽紅素（I-Bil.）其一或兩者同時異常升高。**I-Bil.**的升高經常是由**溶血性疾病**引起，而**D-Bil.**的上升則常見於**膽汁排泄障礙**（膽汁淤積）。根據臨床經驗，D-Bil.單獨升高並不多見，通常是D-Bil.高於I-Bil.的一起增加，此類肝膽疾病和膽道阻塞常引起多重功能障礙，引發混合型高膽紅素血症。

D-bil.（direct bilirubin）
041 直接膽紅素測定 D-bil.

測定血中直接膽紅素的量，可用來評估溶血性疾病及膽肝方面的障礙。

根據檢驗試劑不同的反應效率，可將欲檢測的膽紅素分為反應緩慢的「**游離膽紅素**」及作用迅速的「**接合膽紅素**」兩種類型。所以，前者又簡稱為**間接**（反應）**膽紅素**（indirect bilirubin；**I-Bil.**）；後者則是**直接膽紅素**（direct bilirubin；**D-Bil.**）。

這裡所指的用**偶氮試劑**來定量膽紅素的方法，是將血液檢體中所有的間接膽紅素（I-Bil.）轉成直接型後再進行偶氮基反應，可測出**膽紅素總量T-Bil.**（total bilirubin），而間接膽紅素（I-Bil.）則用T-Bil.減去D-Bil.所得之計算值即可。經肝臟代謝回流的共軛（結合）膽紅素，與檢驗的偶氮試劑作用迅速、可「直接」測得。實驗室提示之D-Bil.正常參考值：**0.0-0.1～0.3-0.5 mg/dl**。有關黃疸患者之膽紅素在血液及尿液的情形整理於右頁表供參考。

利用T-Bil.、D-Bil.來診斷黃疸、肝膽機能障礙或溶血方面的疾病時，有以下幾點要注意：

一、在一般的健康檢查中，偶見有T-Bil.**升高而與肝病無關**的個案，主要判斷的理由是其他肝功能檢查項目如GPT、Alk-P、γ-GT等都正常（這也是為何許多全身性或功能性的檢查要整套多項同時執行）。此種T-Bil.（有時合併I-Bil.）些許上升的情形，常見於吉伯氏症候群（正常人輕微黃疸）或輕度溶血性疾病。

二、由於單純的肝膽病症很少引起**重度的黃疸**或**高膽紅素血症**，所以當膽紅素總量T-Bil.的檢驗數值大於30 mg/dl時，通常意味有合併**溶血**或**腎功能問題**的嚴重肝病。

三、只靠T-Bil.或D-Bil.的單一數據並無法鑑別肝細胞性或膽汁淤塞性黃疸，還需要其他檢查之輔助。

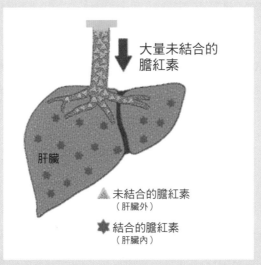

大量未結合的
膽紅素

肝臟

▲ 未結合的膽紅素
（肝臟外）

✦ 結合的膽紅素
（肝臟內）

膽紅素流回肝臟與再循環（由 www.3.medcomrn.com 提供）

	血　液		尿液	糞便
	T-Bil.	D-Bil.	膽紅素	顏色
正常個體	0.2～1.0	0～0.2	陰性	棕色
肝前黃疸（溶血性）	**上升**	正常	陰性	正常
肝性黃疸				
肝細胞疾病	**上升**	**上升**	**陽性**	淡棕色
吉伯氏症候群	**上升**	正常	陰性	
Crigler-Najjar症候群	**上升**	**0.0**	陰性	淡棕色
Dubin-Johnson症候群	**上升**	**上升**	**陽性**	淡棕色
肝後阻塞性黃疸	**上升**	**上升**	**陽性**	淡棕色

042 基礎肝功能酵素 GOT

基本又重要的肝機能酵素，用來評估肝細胞的發炎或損傷。

　　麩胺酸苯醋酸轉氨基酶glutamate oxaloacetate transaminase（**GOT**）現在重新名為**天門冬胺酸轉氨基酶** aspartate aminotransferase（**AST**），這是組織細胞內一種**代謝胺基酸**（轉移氨基）的**酵素**。GOT大量存在於肝臟、心臟和肌肉組織的細胞裡，腎臟、胰臟也有，正常情況下血清的GOT很少，但當這些部位組織的細胞受到各種破壞時，GOT會被釋出到血中而被測到。因此，可藉由GOT數據的高低來評估**心肌梗塞、肝膽疾病和肌肉損傷**等。GOT**並無器官專一性**，幸好，臨床實例上GOT單獨升高的情形不常見。

　　當血中的GOT大於正常參考值時，一般是懷疑**脂肪肝**或**肝臟、心肌**的**損傷**，不過，也要注意不排除腎臟、胰臟細胞損壞導致數值上升和加成（同時受損）的可能。急性心肌梗塞6～8小時內GOT會上升，48～60小時後慢慢降低回正常。GOT的異常可分為低量、輕微增加、中度上升和劇列升高等四個層級來說明（詳見右頁表），當指數高於20倍參考值上限時，可能是有急性肝中毒、病毒性肝炎等臨床生理病症。

　　實驗室所提出之正常參考值通常有分為「區間」和「上限」兩類，整理如下，各有其「表示」意義。**正常：5-15～37-41 U/L；< 37-45 U/L。通報危險值：> 500 U/L。**

　　臨床上，GOT常與GPT同時測定，來評估**肝臟細胞發炎**或**壞死**的程度。在大部份的肝病，GOT、GPT會同時上升，只是GOT的數值通常比GPT低，而GOT高過GPT時，可能是有慢性肝炎逐漸演變成肝硬化或肝癌之傾向。

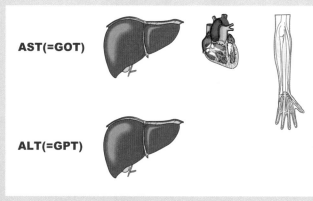

GOT 轉移胺基酸的氨基（由 www.bmb.leeds.ac.uk 提供）

天門冬胺酸　　酮戊二酸　　　　苯醋酸　　　　谷氨酸

AST(=GOT)

ALT(=GPT)

GOT 雖是肝酵素但不同於 GPT，在心臟和肌肉內也很多
（由 www.med4you.at.com 提供）

	異 常 數 值 描 述	臨 床 生 理 病 症
劇烈升高	高於20倍參考值上限	急性肝中毒、病毒性肝炎。
中度上升	4至10倍參考值上限	慢性活動性肝炎、肝外膽道阻塞、閉鎖性黃疸；心肌梗塞；傳染性單核球增多症。
輕微增加	1至4倍參考值上限	脂肪肝（肥胖、酒精性）、肝硬化、膽管硬化、肝癌；胰臟炎；重金屬中毒；骨骼肌受損；腎臟病變。
降 低	低於參考值下限	尿毒症患者（洗腎者較低）。

GPT（glutamate pyruvate transaminase）

043 肝功能異常篩檢首選 GPT

在早期的肝臟細胞損害，檢測血中肝酵素GPT之數值升高是很好的評估指標。

麩胺酸丙酮酸轉氨基酶 glutamate pyruvate transaminase（**GPT**）現在重新名為**丙胺酸轉氨基酶** alanine aminotransferase（**ALT**），絕大部份存在於肝細胞（腎臟次之），在各種體液、紅血球、心臟、胰臟也可發現的一種與胺基酸代謝有關之細胞酵素。當這些細胞受損時，特別是肝細胞，會釋出大量的GPT到血液中，如俗稱的「猛爆性」（急性）肝炎，GPT可達1000～3000 U/L以上，而若為慢性肝炎的上升大多不會超過「通報危險值」500 U/L。GPT及GOT的活性在血液抽離身體後會逐漸緩慢下降（數值每天下降2～3％），無論是全血或血清，冷藏、冷凍也無法讓其數值不遞減。所以，實驗室要盡速檢驗，若要複驗則需從新採血。單就評估肝臟發炎來說，GPT的「特異性」比GOT要好，GPT上升的數據結果高於GOT。在長期飲酒、過度疲勞；服用肝毒性藥物（止痛劑、抗生素如健他黴素）；溶血性疾病、心臟方面疾病、阻塞性黃疸、肌肉炎之個案，GPT也會異常升高。

國內一般實驗室所提出之正常參考值可分為「區間」和「上限」兩類，整理如下，各有其「表示」意義。**正常：4-15～40-54 U/L；< 34-45 U/L**。**通報危險值：> 500 U/L**。臨床上，GPT常與GOT搭配測定，用來評估肝細胞發炎或壞死程度以及區分急慢性肝炎，也是肝病治療的指標。

在早期的肝臟細胞損害，GPT上升幅度大都高於GOT，定期檢查可追蹤肝炎進行的變化。肝炎若未盡早處理，漸漸演進成肝硬化、肝癌、肝中毒等肝病時，GOT會「**迎頭趕上**」與GPT一起高，所以，醫師常將GOT/GPT**比值大於1**的肝炎病人視為較難治療的個案。

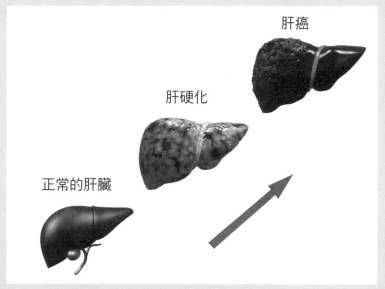

肝癌

肝硬化

正常的肝臟

由慢性肝炎進行到肝硬化、肝細胞癌三步曲

GPT、GOT數值	臨　床　病　症
GPT > GOT （均正常或略高）	脂肪肝；急、慢性肝炎；積血肝。
GPT < GOT （均高值）	慢性肝炎、肝硬化、肝癌；閉塞性黃疸；心肌梗塞；筋肉疾患；惡性腫瘤。

　　以台灣醫院血庫或捐血中心的經驗，若要篩檢肝炎血袋，常選用GPT來檢查。由此可知，**情非得已時**，GOT、GPT要擇一來做為肝功能健檢項目，以**GPT為佳**。另外，GOT和GPT同時升高而GOT大於GPT的情況也見於**酒精性肝炎**、膽囊炎，若同時 γ-GT（**麩胺醯轉移酶**）明顯上升則可確立診斷。翻譯自日文的「實用臨床檢查—檢查項目解說」一書中也有提到GOT、GPT兩者高值時的相對診斷組合，去蕪存菁，簡單整理如上表供參考。

Alk-P（alkaline phosphatase）
044 肝酵素鹼性磷酸酶 Alk-P（ALP）

檢測Alk-P數值的高低，在應用於評估骨骼方面疾病的發生和預後，比肝膽病要好。

磷酸酶（phosphatase）是一種能夠將相對應受質去磷酸化的酵素，即水解**磷酸單酯**上的**磷酸功能基**成磷酸根和自由羥基，許多生物細胞內普遍存在的磷酸酶為**鹼性磷酸酶**（Alk-P），人類的攝護腺則有酸性磷酸酶（prostate acid phosphatase；PAP）。鹼性磷酸酶大量存在於肝膽、骨骼、腸胃道及胎盤等組織的細胞內，只是臨床上，Alk-P檢測的異常升高常見於肝膽疾病和骨骼生長。

血清中各種酵素（特別是鹼性磷酸）活性的測定，其正常值（無論參考區間的上限或下限）受不同廠牌試劑、儀器影響而頗有差異，國內常見的正常參考區間綜合如下：**20-38～108-136 U/L；< 600 U/L**（十八歲以下的小朋友）。發育中的兒童、青少年其鹼性磷酸酶「正常升高」在臨床上最常見，平均數值可達200～300 U/L。這是因為骨質在成長時，鹼性磷酸酶的活性大增所致，一旦發育期結束，則降回到成人的正常值。所以，在**骨折**（骨質生長速率提升以利修補斷骨）及骨骼疾病（如多發性骨髓瘤、骨癌）的個案，鹼性磷酸酶也有顯著升高（四至五倍正常值上限）的情形。

中高度上升（兩至三倍正常值上限）在肝膽方面的病症有：急性肝炎、阻塞性黃疸、膽結石、肝硬化、肝癌等。其他數值增高的原因有：懷孕、敗血症、惡性腫瘤、特殊藥物使用。至於異常偏低常見於營養不良、貧血、慢性腎炎、維他命D過量、甲狀腺功能不足等。

診斷朝向肝膽疾病時，除了數據高低（太高反而可能是骨頭的問題）外，**務必要搭配其他肝酵素和肝膽功能檢查**的結果一起評估。

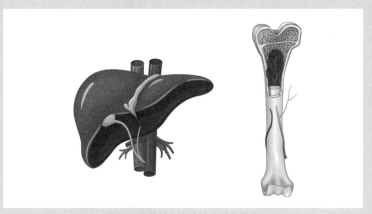

Alkaline Phosphatase

Phosphate monoester　　　　　　　　　Alcohol　　　Phosphate

鹼性磷酸酶水解磷酸單酯的磷酸功能基

骨骼和肝臟所含的鹼性磷酸酶最多

四種肝酵素在人體各器官組織的分佈

分佈	GOT	GPT	Alk-P	γ-GT
肝臟	多	很多	很多	中
心肌	多	少		少
肌肉	中			
腎臟	中	很多		很多
胰臟	中	少		多
紅血球		少		
骨骼			很多	
小腸			多	
胎盤			多	
肺臟				中

γ-GT（γ-glutamyl transferase）
酗酒及肝機能有障礙必驗的 γ-GT（GGT）

相較於其他肝酵素，檢驗 γ-GT是一種高敏感的肝膽疾病評估指標。

γ-GT的舊名為 **γ-glutamyltranspeptidase**（GGTP）咖瑪麩胺酸轉胜肽醯基酶，現今直接簡單叫做**麩胺酸轉移酶**（gamma-GT；GGT）。它是細胞粒腺體裡的一種酵素，腎、肝的組織最常見；其次是胰、肺、膽；腦、心，唾液腺、前列腺等也有。 γ-GT的主要生理作用是催化、轉移**γ-麩胺酸**和一些**胜肽**的**醯（酸）基**，以利運送及通過細胞膜。

血中測到的 γ-GT大都來自肝臟、膽道細胞所分泌，在診斷常見的肝膽疾病運用上，特異性很好。身體代謝酒精或某些藥物時會誘發肝、膽道細胞（粒腺體）的活性，分泌 γ-GT，因此在酗酒或服藥期間（不一定都會造成中毒、肝炎） γ-GT值會升高。當酒精、藥物造成肝膽功能障礙或其他原因引起的膽道阻塞、黃疸時，GOT、GPT上升的情形不定，但 γ-GT則相對明顯（即所謂的診斷特異性）。正常參考值綜合整理如下：男：**< 45-73 U/L** 女：**< 38-45 U/L** 不分：**< 45 U/L**。

γ-GT除了做為**酒精**（藥物）**性肝炎**的重要指標外，亦可搭配其他的「**肝膽酵素**」來評估膽道疾病及肝炎、肝硬化、肝癌等。當各種肝疾惡化時， γ-GT數值上升許多，反之，舒解時下降。不過，一般肝炎 γ-GT的上升並不明顯，肝硬化、慢性肝炎或其他嚴重肝膽疾病時， γ-GT通常會超過100 U/L以上，也與疾病的嚴重程度有一致的關聯性（數值愈高病症愈嚴重）。由於鹼性磷酸酶（Alk-P）的來源還有骨骼，在一般評估肝膽功能的異常， γ-GT之特異性相對比鹼性磷酸酶來得高。

γ-GT上升結果可能與右頁表所列出的情況有關。 γ-GT的分佈雖

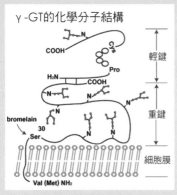

γ-GT的化學分子結構

麩胺酸轉移酶的構造
（由 www.glycoforum.gr.jp 提供）

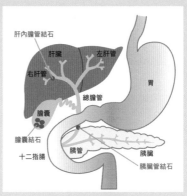

肝膽結石的好發位置

狀況分類	生理 / 病理 / 疾病
酒精和藥物	酗酒；使用phenobarbital、methaqualone、phenytoin等；acetaminophen中毒。
生理狀況	極度肥胖；α_1-antitrypsin缺乏。
膽的病症	膽囊炎、膽汁滯留、膽道閉鎖、阻塞性黃疸。
肝的病症	膽汁性肝硬化、脂肪肝、肝炎、肝癌。
其他問題	腎類脂質病、腎臟癌；胰臟炎；充血性心臟衰竭、心肌梗塞等。

以腎臟組織最多，但一般認為它對因酒精或藥物中毒所引發之肝膽病症判定上，具有相當重要的價值。簡單結論，γ-GT對**肝膽疾病**如膽道阻塞、原發膽汁性肝硬化、慢性肝炎、**肝的惡性腫瘤、腎功能衰竭**等的診斷很有幫助。對阻塞性黃疸、慢性酒精性肝炎、急慢性酒精或藥物中毒之**追治療監測**亦有臨床助益。相較於其他**酵素**GOT、GPT、Alk-P，γ-GT對**膽道阻塞**（如上圖肝膽結石）的診斷最敏感，上升最快。而於肝、胰臟癌細胞轉移至肝膽時，γ-GT的濃度也會明顯上升。

046 基礎的腎功能檢查
血尿素氮 BUN

BUN是反應腎臟過濾、排泄尿素的指標物，測知數值高低可用來評估是生理或病理的變化。

顧名思義，BUN（blood urea nitrogen）是指血液中**尿素**的**氮含量**。生物體重要的營養素蛋白質、胺基酸經消化分解所產生的代謝物（即「氮殘渣」），在肝細胞內透過「尿素循環」轉換為**尿素**（urea），健康者血中有一半以上是**尿素氮**。血液裡的尿素經由腎絲球過濾，少部份被腎小管再吸收，大都自尿液排出。由此可知，正常人體的BUN應是一種穩定值，即每100毫升血清，尿素氮約為7～28毫克（檢驗正常參考值為**8～26 mg/dl**）。BUN是臨床上最常用來評估腎臟機能的指標檢查之一。當腎功能發生障礙或腎病變（如急慢性腎絲球、腎病症候群）時，腎臟無法順利將尿素排出體外，導致過多的BUN累積在血中，嚴重時會漸漸危及其他器官。當BUN濃度極高，即為俗稱的「**尿毒症**」，不妥善醫治，將走上終生洗腎（血液透析）的悲途。

BUN的數值常因飲食、性別、年齡及其他非病理因素而有所變動。在臨床上，一般將**高尿素氮血症**的生理及病理肇因歸為腎前、腎性、腎後三大類。**腎前**是指血中蛋白質過量、腎臟的循環血流不足；**腎性**為一切因腎病變受損所導致的濾除功能不全；**腎後**則是泌尿道阻塞或尿液滯留所引起的腎小管再吸收過多。嚴格來說，BUN並不是很好的**腎臟病篩檢**項目。因為許多與腎臟無關的因素也會影響BUN的數值，例如長期高蛋白飲食；嚴重脫水、腹瀉、嘔吐，不過，這些「腎前因素」所導致的BUN上升大都不會太高。若是真因為腎臟病變引發的長期高氮血症，此時，腎臟病症往往已進展到相當程度。就檢測單一項BUN來說，並不具備**早期篩檢腎臟病**的意義，但對一般成人而言，利用BUN來**綜合評估腎功能**仍有一定的便捷性和經濟效益。

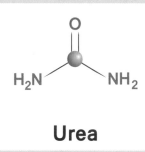

尿素化學式

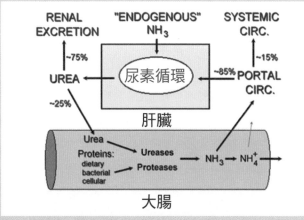

長期洗腎是件痛苦又麻煩的事

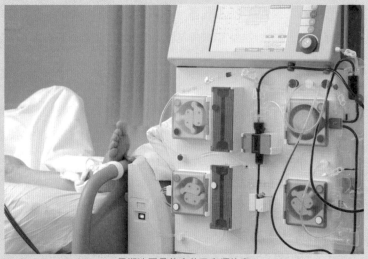

體內尿素的形成與代謝（由 www.memim.com 提供）

047 腎功能的特異指標 肌酸酐

檢測肌酸酐可知腎臟過濾機能的好壞，是評估腎功能的指標。

肌酸酐（creatinine）是身體骨骼肌的肌酸（creatine）正常代謝之終產物（參見右頁圖），對一般正常人來說，每日產生的肌酸酐量是恆定的，而肌酸酐的生成與人體肌肉量（特別是骨骼肌）成正比。因此，男性的數值通常比女性高一點；經常鍛練肌肉如運動員和「愛吃肉者」的數值也較高。肌酸酐是肌肉中肌酸的正常分解廢物，經腎臟排出到尿液中。由於肌酸酐自腎絲球濾出到腎小管後將不會被再吸收，且產生的速率（肌酸代謝）穩定又沒有其他來源或影響（如飲食、運動量），所以，當「**腎絲球的過濾**」（GFR）出了問題，肌酸酐會滯留、累積在血液中，造成檢測時數值偏高。因此，可藉由**血液肌酸酐濃度高低來評估腎功能的好壞**。

檢體要用血清或肝素抗凝血漿，儘早分離血清，且要避免溶血。採血前八小時**避免劇烈運動**比**禁食**重要。實驗室提示的正常參考值為不分男女：**0.5- 0.9～1.0-1.5 mg/dl**或男：**0.7～1.5 mg/dl**；女：**0.6～1.3 mg/dl**。一般於不同的日子，超過四次肌酸酐檢驗值均超過**2.0 mg/dl**時，為廣義的**腎功能衰竭**；若高於**7.0 mg/dl**以上，可能已發展成尿毒症。

理論上，肌酸酐值**相當穩定**，它不像BUN容易受蛋白質和水份影響，唯有肌肉發達者要比矮瘦者略高。肌酸酐上升於肌肉肥大；腎炎、腎病變、腎血管栓塞；鬱血性心衰竭；營養失調等。另外，臨床上看到，在傍晚抽血所驗的肌酸酐值普遍要比白天平均高上兩至四成。肌酸酐是穩定的腎功能檢驗指標，常用於評估腎功能障礙及腎臟病病情監控，但不適用於**早期腎臟病篩檢**。理由是當肌酸酐連續幾次所測數值都偏高時，表示腎臟病的狀況通常已**壞到不可逆**的程度。

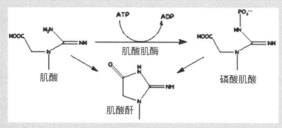

肌酸、磷酸肌酸、肌酸酐三者的化學式與轉換（由 www.enzolifessciences.com 提供）

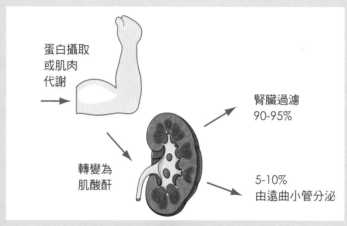

肌酸酐代謝生成後 **90-95%** 是透過腎臟濾出

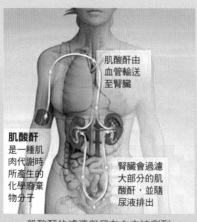

肌酸酐的濾清與留在血中被測到
（由 www.medicinenet.com 提供）

LDH（lactate dehydrogenase）
048 與葡萄醣代謝有關的酵素 LDH

檢測LDH濃度，常用於心肌梗塞、心臟功能異常、組織細胞受傷的基礎評估。

廣泛存在於人體各器官組織（整理於右頁表）細胞內的**乳酸脫氫酶**（lactate dehydrogenase；**LDH**）是一種與葡萄醣代謝有關的酵素，幾乎所有的組織受損傷或細胞死亡時都會釋出LDH。LDH的酵素作用是催化乳酸（lactate）氧化成丙酮酸（pyruvate），此反應可因溶液的酸鹼值不同而相互可逆。LDH各由兩條H、M多胜肽次單元所組成的四元體，有五種**同功異構酶**（isoenzyme）L_1～L_5。

LDH在紅血球內的量約為游離在血中的100～400倍，因此，檢體若溶血或隔太久未將血球分離，易造成偽陽性。特別的是，LDH於20℃解凍後活性下降許多，尤其是L_4、L_5。任何組織損傷均會使LDH升高。

過去將此檢驗做為**心肌梗塞**的輔助觀察也很有價值，雖然LDH不如**肌酸激酶**（creatine kinase；CK）或GOT上升得早，但升高的時間卻比CK持久。若真是心肌梗塞發生時，一到三天內LDH開始升高，再來二至五天時達到高峰值，維持10～14天後降回到正常值。利用LDH來檢查心臟方面之問題，最大的缺點是**特異性不高**加上「**起始**」時間**稍慢**，近年來已逐漸被**心肌肌鈣蛋白I和T**（troponin-I / -T）所取代。

國內各實驗室所使用測定LDH的方法和自動化分析儀設計原理類似，但參考區間有不少差異（有些還分男女），整理如下：**120-210～246-425 IU/L**。男：**85～227 IU/L**；女：**81～234 IU/L**。一般說來，LDH升高常見於心肌梗塞、肝膽疾病、肌肉萎縮及骨骼疾病，血清LDH異常增加（減少較無臨床意義）與臨床病症之關係整裡於右頁表供參考。

LDH 的作用

組織器官	LDH活性WLU/g
腎臟	300,000
肝臟	260,000
心肌	240,000
骨骼肌	133,000
紅血球	120,000
血清	50～400

異常值 IU/L	生 理 / 病 理 / 疾 病
輕度上升 400～700	酗酒、劇烈運動後；手術、中毒；甲狀腺功能低下；**肝病；膽道炎、膽道阻塞**；腎綜合病症；癲癇；感染。
中度升高700～1500	昏迷；**肌肉萎縮**；肺栓塞；貧血；燒傷；腫瘤；溶血症、白血病；傳染性單核球增多症。
大幅顯著 > 1500	**心臟衰竭、心肌梗塞**；嚴重肌肉壞死；**病毒性肝炎**；休克、缺氧窒息；巨紅芽球性貧血。

　　LDH檢驗對於心肌梗塞等心臟功能問題評估較有意義，雖然在許多肝膽疾病LDH也會升高，但臨床上大都以敏感度、特異性較好的GOT、GPT做為肝膽方面的檢查指標。若進階執行**同功異構酶電泳**分析（LDH isoenzyme electrophoresis），依同功酶分佈的位置與量，則更加能區別是那些組織器官可能所引發的疾病。

049 提供肌肉收縮能量來源的 CK

檢測血中肌酸激的量，可用來評沽心肌梗塞、肌肉方面疾病的問題並可做為治療監控的指標。

過去稱為**肌酸磷化酶CPK**的**肌酸激酶**（creatine kinase；**CK**），與上文的乳酸脫氫酶（LDH）類似，在鎂離子存在下，可依溶液的酸鹼值不同，相互可逆地催化肌酸磷酸creatine phosphate↔肌酸creatine。

肌酸磷酸為高能量磷酸鹽，在細胞中，CK可迅速催化肌酸磷酸成**肌酸**及**ATP**，以提供**肌肉收縮的能量來源**。CK遍佈全身組織，以**骨骼肌、心肌**含量最多，至於CK在各器官組織的活性多寡（以血中的CK當作1，來做活性或含量的比例倍數基準）整理於右頁上表。

凡是偵測血中的酵素（當作指標物），要注意活化劑或抑制劑的問題。由於紅血球內含有與CK類似的肌激酶（myokinase），若檢體溶血可能會導致「偽陽性」（數值偏高）。CK在血清中相當不穩定，加入適當的硫氫化物如cysteine、glutathione可穩定其活性。

國內實驗室所使用測定CK的方法和自動化分析儀設計原理類似，參考區間差異不大但有些參考值區分男女，整理如下：**24-26～190-192** IU/L。男：**35-39～145-200** IU/L；女：**26-30～140-192** IU/L。從CK在各組織的分佈情況，即可明白當細胞損傷並釋放到血中之量升高時，所代表的臨床意義整理於右頁下表供參考。一般認為，CK是用於心肌梗塞、骨骼肌之生理病理及中樞神經（腦）系統傷害的診斷與監測之指標檢查。檢測CK對**橫紋肌溶解**（rhabdomyolysis）等的肌肉疾病也有幫助。檢查腦脊髓液（CSF）裡的CK活性，可做為腦部傷害預後的評估。CK在肝臟的含量很少，對肝炎、肝病的診斷，連**輔助**的價值都沒有，這點與LDH大不同。

血清CK值升高，大多發生於肌肉和腦的損傷。在急性心肌梗塞（AMI）發生4～8小時開始上升，24～36小時達到高峰，維持三、四

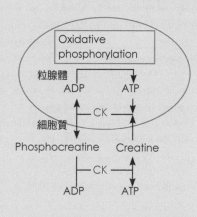

組織器官	活性
骨骼肌、腎臟	50,000
心肌	10,000
腦、腸胃、妊娠時子宮	5,000
膀胱	4,000
子宮	2,000
肺、甲狀腺、腎、攝護腺	500
肝、脾、胰、膽囊、胎盤	100
血清	1

肌酸激酶的生理作用

異常值 IU/L	生理 / 病理 / 疾病
輕中度上升 **150～500**	劇烈運動後（肌肉過度使用）、皮肌炎；外傷手術；甲狀腺炎；腸傷害；燒傷；癌症；肝昏迷；中毒。
大幅顯著 **＞500**	**心肌受損、心肌梗塞；肌肉萎縮、多肌炎；**腦創傷、腦腫瘤；甲狀腺炎與機能亢進。
下降 **＜25**	肌肉質量不足；腦下腺前葉分泌不足；避孕丸、皮質素等藥物服用。

天後降回到正常值。若**持續不降**，表示**預後差**。由於許多非心臟方面的問題或疾病，肌酸激酶也會上升，因此，對於心肌梗塞的診斷，肌酸激酶的**特異性不高**，近年來，已逐漸被檢測肌酸激酶同功酶（**CK-MB**）或**心肌肌鈣蛋白I**和**T**（troponin -I/-T）所取代。

CK-MB（creatine kinase isoenzyme MB）

050 檢測肌酸激酶同功酶 CK-MB 更重要

檢測CK-MB常用於輔助心肌梗塞及心肌方面問題的評估。

肌酸激酶（CK）是由兩個不同次單元**M**（肌肉）、**B**（腦）配對組成的雙體分子（dimer），各次單元（subunit）為36個胺基酸聚合而成的單胜肽鏈，排列組合成三種同功酶**MM**型、**MB**型、**BB**型，各次單元胜肽鏈都有其獨立的活性。所有肌酸激酶同功酶在組織的分佈情形（量）、特性及升高所代表的意義整理於右頁表。

利用電泳技術，在pH 8.5下CK-BB向陽極泳動的速度最快（所以另名為CK1），CK-MB次之，CK-MM幾乎原地不動。各實驗室有做CK-MB檢測的，所提示的參考值差異不大，但有「區間式」或「上限式」，整理如下：**0.5-0.6～5.5-6.3 ng/ml或 < 5.0-6.0 ng/ml**。

肌酸激酶CK增加，大多發生於肌肉和腦的損傷。CK在**急性心肌梗塞（AMI）**發生4～8小時開始上升，24～36小時達到高峰，維持三、四天後降回到正常值。由於許多非心臟方面的問題或疾病，CK也會上升，因此，對心肌梗塞來說，CK的**特異性不高**。近年來，CK升高的受測者，通常須加驗CK-MB或同功酶電泳。輕度心肌梗塞，CK的數值不一定會升高，但**CK-MB絕大多數會異常**。不過，不能只憑CK-MB一項之上升就斷言是AMI，有時**嚴重的骨骼肌傷害**也會引起CK-MB升高，應加驗其他檢查或以**心電圖**結果及**臨床症狀**才能夠綜合評判。

CK-MB主要存在於心肌中，偵測血清裡的量，明白它占全部CK活性的20 %。約5 %的CK-MB也可在攝護腺、脾臟或骨骼肌中被發現，其活性量隨著肌肉類型功能的不同而異。在AMI後，CK-MB會出現在周邊血液中，反應出心肌細胞的受損程度。其上升和下降（與肌

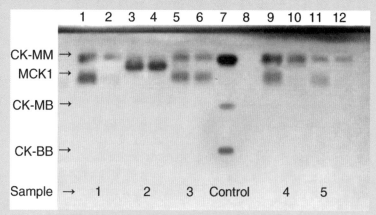

CK 同功酶電泳結果圖（由 www.acb.sagepub.com 提供）

組織分佈 %	CK-BB（CK1）	CK-MB（CK2）	CK-MM
骨骼肌	0	10	90
心肌	0	20～40	80～60
腦、腸、攝護腺	100	0	0
血清（電泳正常值）	0	0～6	94～100
半衰期（小時）	3	10	20
分子量（Kdt.）	88.4	87	85
臨床意義	腦部受傷；腸胃、攝護腺、肺、乳房、卵巢腫瘤。	急性心肌梗塞特異性指標。	急性橫紋肌溶解、肌肉萎縮、肌內炎等肌肉方面的問題。

酸激同步）配合心電圖的改變及臨床胸痛病史，常用來考慮診斷
AMI。

Amy.（amylase）

051 胰臟消化酵素澱粉酶檢查 Amy.

當患者有上腹部絞痛且噁心嘔吐時，檢查澱粉Amy.輔助診斷急、慢性胰臟炎。

　　基礎食物來源澱粉以及人體最重要的貯存物肝醣等大都為葡萄醣聚合物，**澱粉酶**（amylase）是一種能**水解**多醣類成糊精（dextrin）、麥芽糖（maltose）及少量的葡萄醣的**消化酵素**。澱粉酶分為 α、β、γ 三種，α-澱粉酶存在於動物組織中，人的胰臟和唾液裡含量最多，由於分子量不大，血中的澱粉酶可通過腎臟經尿液排出。

　　由於澱粉酶**易被**草酸鹽、檸檬酸鹽及EDTA等**抗凝劑所抑制**，因此，最好使用**血清**來測定澱粉酶，以免驗不出來（偽陰性）。利用酵素（UV）法檢測，常見的血清澱粉酶正常參考區間綜合整理如下：**16-36～100-128 U/L**。危險通報值：**> 500 U/L**。

　　澱粉酶大量存在於唾液和胰臟分泌液中，主要功能是**協助分解澱粉**等多醣類食物，正常血中的含量很少。約八成**急性胰臟炎**患者的澱粉酶會在兩小時內開始上升，於24～30小時迅速達到最高點，兩、三天後回復到正常。慢性胰臟炎者血中的澱粉酶含量，大都維持正常或些許升高。胰臟炎復發時澱粉酶也會增加，只是不如急性期時來得明顯。另外，臨床上發現，血中澱粉酶的數值與**胰臟炎病情嚴重程度**成**正比**，持續升高表示細胞壞死的愈來愈多或已形成胰臟偽囊。

　　血中澱粉酶的異常增加或減少，所顯示之狀況整裡於右頁表供參考。澱粉酶偏低較無臨床意義，不過仍有相關疾病或特殊情況可參考。澱粉酶從急速上升到降回正常的時間很短，因此用它來診斷急性胰臟炎不易掌握最佳時機，若加驗**脂解酶**（lipase）或許可解決此缺憾。通常在胰臟炎發作時**胰脂解酶**也會跟會跟著升高，脂解酶維持於高值約七天，比澱粉酶好多了！有研究指出，三酸甘油脂過高時，澱粉酶測不太出來。然而據統計，約有兩成以上患有胰臟炎的病人，屬

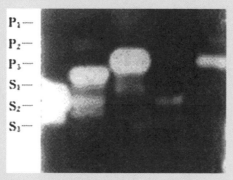

澱粉酶同功酶凝膠電泳分析結果圖（由 www.52qe.cn 提供）

異常值 U/L	生 理 / 病 理 / 疾 病
上升 > 300	急性胰臟炎、胰臟疾病如偽囊pseudocyst。
中度上升 **150～300**	膽道阻塞或發炎；腹腔發炎、潰瘍；急性脾臟損傷；異位懷孕；唾液腺阻塞或發炎。
下降	酒精性肝炎、肝硬化、膿瘍；阻塞性黃疸；腎功能失常。

於三酸甘油脂過高的體重超重者，導致澱粉酶檢驗得到「偽陰性」結果。我常提醒在臨床工作的醫檢師要注意此狀況。

　　澱粉酶也有多種**同功異構酶**（isoenzyme），利用SDS-PAGE電泳法可將之區分為**胰臟型**（P_1、P_2、P_3）和**唾腺型**（S_1、S_2、S_3、S_4）共七種。**S型**的來源較廣，除唾液、淚水、汗腺外，白血球及肺、氣管、卵巢、乳腺等之腫瘤細胞都可合成，**P型**則只來自胰臟。正常血液裡的澱粉酶S型與P型比例約6：4，急性胰臟炎時增加的**全是P型**，若是唾腺炎、腮腺炎、卵巢疾病等的澱粉酶升高則以S型為主。

052 急慢性胰臟炎的指標
脂解酶 Lps.

當患者有疑似急、慢性胰臟炎的上腹部絞痛時，檢測血中的脂解可做為輔助診斷。

一群存在於人體組織或血中、能水解三酸甘油脂成甘油（glycerol）及脂肪酸（fatty acid）的酵素稱為**脂解酶**（lipase）。利用各種活化劑或抑制劑之作用可區別不同的脂解酶，分別是**真脂酶**（true lipase）（居多）、羧脂水解酶（carboxylic ester hydrolase）、芳香脂水解酶（erylester hydrolase）及脂蛋白脂酶（lipoprotein lipase）。真脂酶僅能水解三酸甘油脂分子中1、3位置的脂肪酸（見右頁圖），形成兩個脂肪酸及一個單甘油脂。本文所提要測定的血中脂解酶大都來自胰臟，其次是胃、腸黏膜及肺。另一脂蛋白脂酶又稱為「**清除因子**」，能水解血管壁上脂蛋白裡的三酸甘油脂，可說是對身體健康有幫助的好酵素。

檢驗脂解酶的方法，現今大都採酵素動力學法（enzymatic）應用於自動生化分析儀上機測定，但數據判讀務必依據報告所附的正常參考值如下：**22～51 U/L**。不同系統但原理相似的數值才能相互比對。

脂解酶大部份是由胰臟所製造分泌，在血液中的含量不多。但於急性胰臟炎初時開始上升，12～30小時達到高峰，兩、三天後緩緩下降，8～14天恢復到正常值。脂解酶酵素活性的上升、下降趨勢與澱粉酶相同，只是時間較長，較易被測得。

針對**急性胰臟炎**的評估，澱粉酶和脂解酶的特異性都不錯。澱粉酶比脂解酶較普遍被使用，檢驗成本考量是重點，但澱粉酶有臨床意義**升高期太短**的問題，真是應證了一句俗諺：「有一好無二好。」有關血清脂解酶異常增加（減少較無臨床意義）之病症整裡於右頁表供各界參考。

Pancreatic lipase is an enzyme that breaks the bonds between glycerol and the fatty acids at positions 1 and 3, liberating the 2 fatty acids.

脂解酶水解三酸甘油脂的位置（由 www.nutriology.com 提供）

異常值 U/L	生 理 / 病 理 / 疾 病
上升 > 100	急性胰臟炎；胰臟相關疾病、感染、發炎、腫瘤。
中度上升 51～100*	膽道炎、阻塞；膽囊炎、膽石絞痛；肝硬化；腹膜炎；十二指腸潰瘍；腸絞痛；腎病；脂質栓塞；麻醉止痛藥使用。

* 利用比色法所得之正常參考值範圍較大，例如 73 ～ 393 U/L。

　　澱粉酶搭配脂解酶一起檢驗，除了可做為急性胰臟炎、胰臟癌等輔助診斷外，另可區分腮腺炎、腸炎、腸阻塞及各種肝病，因為脂解酶的活性於上述情況大都正常。脂解酶的分子大小與澱粉酶差不多，但卻不會出現在尿液，因此無集尿之脂解酶測定。

053 抽血檢測胃幽桿菌抗体 Hp Ab

驗出血中有胃幽桿菌抗体，表示「火燒心」、腸胃道潰瘍等病症可能與細菌感染有關，也決定了治療用藥的方向。

胃幽（門螺旋）桿菌的學名為*Helicobacter pylori*，菌體常呈些微立體螺旋S狀，一端有四到六根鞭毛，運動活潑。人類是胃幽桿菌（Hp）的天然宿主，胃幽桿菌因特有分泌的**尿素酶**能與黏液的**尿素**作用產生**氨**（NH_3），可中和胃酸，以利寄生於**胃黏膜**的上皮。毒性較強的菌株在複製時會分泌造成**潰瘍**的毒素。據統計，全世界約有一半的成年人曾受到Hp感染，台灣地區的**盛行率約54%**。大多數（70～80%）的**胃酸逆流食道炎**（溢赤酸、火燒心）、**胃潰瘍**以及幾乎所有（95～100%）的**十二指腸潰瘍**都與Hp感染有關。Hp自1982年被澳洲醫師馬歇爾和華倫的研究團隊發現以來，對胃腸醫學有重大影響。經過世界各國科學家的接續努力，已證實HP感染是引起胃炎、胃腸潰瘍的主要病因，馬歇爾和華倫兩位醫師因而獲得2005年諾貝爾醫學獎。

Hp喜好生長的地方是在胃黏膜，所以菌體大量繁殖或分泌毒素所引發的病症，大都是在胃部以及其他有「**胃黏膜上皮化生**」腸道的黏膜（例如十二指腸）。

有許多種檢查Hp的方法，基本上分為**非侵襲**（non-invasive）和**侵襲性**（invasive）兩大類。先不談侵襲性檢查的採檢危險性（但敏感度和準確性較佳），即便是非侵襲性檢查也要有採檢方便和準確性的考量。抽血檢測血液中的**HP尿素酶IgG抗体**，以間接評估是否受到感染或細菌的活動量如何？（定量報告的抗体指數愈高可能代表菌量愈多，造成潰瘍的毒素也愈多）似乎是現今折衷許多因素後的最佳選擇。測定血中**Hp IgG抗体**的方法有好幾種，國內一般實驗室使用免疫比濁法定量Hp IgG抗体的參考值如下：**陰性**反應negative：**< 38 AU/ml**；**可疑中間值**intermediate：**36～38 AU/ml**；**陽性**反應positive：**> 38 AU/ml**。

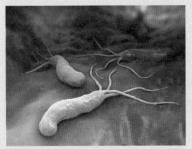

胃幽桿菌 3D 模擬圖

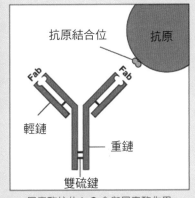

尿素酶抗体 IgG 會與尿素酶作用

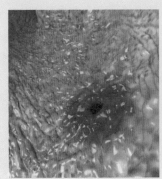

內視鏡下潰瘍病灶

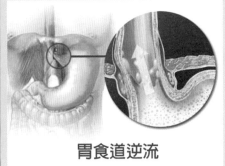

　　利用免疫法定量或快速診斷試劑測定抗体的**偽陰性很低**，加上具有價格經濟和快速方便的優點，相當適合做為潰瘍的篩檢利器。換句話說，若檢出陰性的結果，應可排除受到Hp感染的可能，省下直接執行較昂貴之「侵襲性」檢查費用與「痛苦」。

五種B肝血清學標記中，檢測HBsAg是B肝病毒感染的指標。

　　肝病或肝疾（liver disease）一詞較籠統，大部份肝病之起因是醫學上簡單統稱的**肝炎**（hepatitis）。肝炎泛指肝臟的主成份**肝細胞**（hepatocyte）因病毒等微生物的感染，或受到幅射、高燒、酒精、藥物、毒素和其他不明生理病理因子之傷害，造成細胞壞死、白血球浸潤及肝組織變質等發炎現象，依據病程變化而有急性、慢性之分。**急性肝炎**的症狀都很像，大都不離發燒；噁心、嘔吐；輕微黃疸、肝腫大，不易從臨床表徵來區別，醫師只能透過病因、病史問診和抽血檢查才能一窺初貌。從上述的病因，簡單再分為**病毒性**和**非病毒性**兩大類。

　　B型肝炎病毒（hepatitis B virus；**HBV**）屬於肝DNA病毒科 *Hepadnaviridae*，整個顆粒大小約42奈米，內層病毒核心直徑27奈米，核心蛋白衣由**核抗原**（HBcAg）組成，核心內有DNA、活性DNA聚合酶，核心與核抗原間存在有**分泌性抗原**（HBeAg）。HBsAg是HBV最外層的蛋白結構，此**完整的病毒外層**在血液中不易發現。HBV進入人體，若進行第一階段複製，除了完整的病毒（**鄧氏顆粒**Dane particles）外，也會製造出許多「類病毒」（不具DNA等核心物質），由許多具有HBsAg抗原性的蛋白小分子「圍成」，有小球形、長條圓柱狀兩種。這些不完整的顆粒在感染早期的血中有很多（參見右頁右圖右下方）。

　　利用分子生物DNA轉殖及血清免疫技術，可在細菌和實驗動物體內大量生產**HBsAg**和相對應的抗体**HBsAb**，透過抗原抗体免疫分析法來檢測血中的B肝表面抗原和抗体的有無（比值）或濃度（IU）。大多

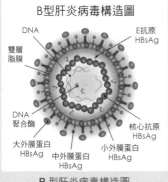

B型肝炎病毒構造圖

B 型肝炎病毒構造圖

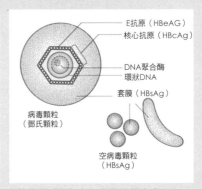

完整的鄧氏顆粒與不完整的類病毒 HBsAg

數的實驗室已改用較敏感的免疫法來檢測HBsAg。常見用「切值」或定量所提出的參考值如下：**陰性**（未檢出）**< 1.0 Cut-off index**；**陽性 1.0 Co index**。**陰性**反應：**< 0.045IU/ml**；**可疑中間值：0.046～ 0.049 IU/ml**；**陽性**反應positive：**≧0.05 IU/ml**。由於病毒初複製所生成的大都是不完整但有表面抗原活性的顆粒，因此HBsAg是數種「**B 肝標記**」最早被測到，但**指數高低**並不代表病毒的數量和**傳染力**，也與**肝炎病症嚴重程度**無關聯性。

受到感染後4～12週的潛伏期即會出現HBsAg，比症狀還要早。若為無症狀感染，患者HBsAg存在的時間很短（有時測不到），取而代之是HBs**Ab**很快上升。若真的發生急性肝炎，HBsAg會隨著肝細胞酵素GPT的上升而達到高峰。發病12～20天，免疫力漸漸產生，黃疸和臨床症狀慢慢消退，HBsAg下降，大部份的病人會產生HBs**Ab**。急性肝炎慢慢康復，HBsAg漸漸測不到，約5～10％的人會轉成**慢性帶原者**。HBsAg是**B型肝炎病毒感染最初步且方便的指標**：受測者是否正受到HBV感染？陽性結果也有可能是HBV帶原者（HBsAg陽性出現在急、慢性肝炎；帶原者身上）。間隔六個月再覆驗一次若仍然**陽性**，但沒有臨床症狀且肝功能檢查都正常，可判定為**健康帶原者**。

055 HBsAb（hepatitis B virus surface antibody）
具有保護性的
B 型肝炎病毒表面抗体

這是一種具有指標性的B型肝炎病毒感染保護性抗體。

HBsAb是人體免疫系統針對HBV感染（或疫苗注射）及**病毒初複製**生成HBsAg所形成的**抗体**，大多是**免疫球蛋白G**（IgG）。通常是在HBsAg下降4～16週後被檢測到，在此之前可能會有一段二、三十天「學理」或「檢驗」上的**空窗期**。

目前實驗室大都已改用較靈敏的免疫法來定量，所提出的參考值如下：**陰性**（未檢出）< 10.0 IU/L；**陽性** ≧ 10.0 IU/L。

HbsAb之出現，臨床上可見到疾病的復原，代表受檢者B肝病毒感染的狀態已結束且有免疫力。使用B肝免疫球蛋白（HBIG）治療或過去有注射疫苗的人，也都能檢出陽性結果。定量測定、明白抗體的高低，可知有效防禦病毒感染的時間長短，以及評估是否追加**疫苗注射**。由於HBsAb是長效型保護性IgG，除了看受到HBV感染和肝炎復原的情形外，抗體濃度（效價）的高低也反應在受檢者抵抗HBV再感染的機會。個體不論是自然感染或注射疫苗，只要不再接觸到病毒，抗体量大多會逐年遞減，甚至約在十年後降至測不到（陰性）。

HBsAb常年應有多少濃度才理想？國內外專家學者們大致的共識為：高危險群（如醫護人員）建議最好維持在100 IU/L以上的抗體濃度，一般成人50 IU/L即可。臨床上，評估**注射疫苗**的指標是：HBsAg、HBsAb**雙陰性**有可能是未曾接觸過病毒（體內無病毒也無抗体），或是感染過病毒的健康人但保護性抗體都沒了。這兩種情況可建議再次注射B肝疫苗，不過，若有驗或加驗B肝**核心抗体（anti-HBc**）而也得到陰性結果時（「三陰性」），**務必優先補打疫苗。**

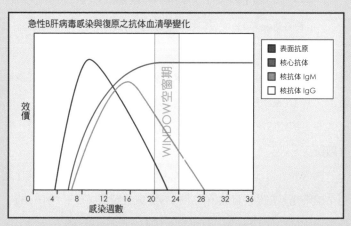

急性 B 肝病毒感染與復原之抗体血清學變化及「空窗期」

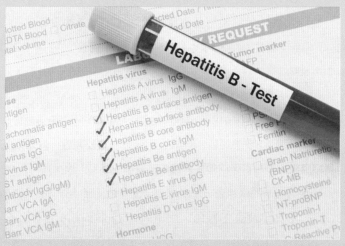

定量檢測五種「血清學標記」是目前應用最廣也最重要的 B 肝檢驗

長時間檢測HBeAg呈陽性，可能是具有高傳染性的活動性B型肝炎帶原者。

HBeAg是HBV內部的一種**水溶性蛋白分子**，於病毒複製過程所發現的產物。e（secretory）的意思代表「**分泌釋出性**」或non-particle，相較於呈顆粒狀的HBsAg及核心抗原（HBcAg）而言，它是**非顆粒型**。

醫學界到目前還不很清楚HBeAg到底在病毒複製過程扮演什麼角色？據研究，在某些實驗模式下HBV完成複製卻又找不到HBeAg，是複製過程的中間產物？可有可無？因此，以人體實際感染的研究來看，傾向認為HBeAg的生成是為了**錯誤引導**宿主的**免疫系統**並誘發形成「**免疫耐受性**」，以保護核心蛋白衣（表面有核心抗原）不受到免疫抗体的攻擊，病毒核心內的重要遺傳物質才得以保全。

現今實驗室大都使用免疫法來檢測，所提示的參考值（「切值」）如下：**陰性**（未檢出）**< 1.0 S/Cut-off**；**陽性**（有抗原）**≧ 1.0 S/Cut-off**。

HBeAg在感染後不久隨著HBsAg相繼出現（比HBsAb也還要早），多數受到病毒感染者的HBeAg會在六週內漸漸消失，傳染力也愈來愈低。但少數慢性B肝患者的HBeAg在數年內**一直都陽性**、肝功能指數也**長期異常**，表示日後演變成**肝硬化**及**肝癌**的機率大大提升。

HBeAg長時間陽性者，以DNA聚合酶連鎖反應（polymerase chain reaction；PCR）測血液中HBV-DNA的量（copies/ml）也會愈多（> $10^5 \sim 10^6$），而HBV-DNA 檢測量與B肝帶原者日後轉罹肝癌的機率成「正向關係」。所以，國內常稱HBeAg為**間接肝癌危險因子**。

根據流行病學統計，HBeAg**陽性**患者在接受治療（干擾藥物殺死

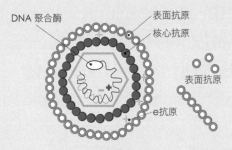

DNA 聚合酶　表面抗原

核心抗原

表面抗原

e抗原

三種抗原在病毒裡的位置

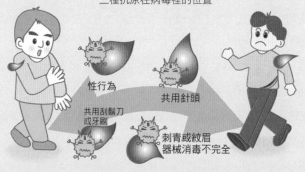

性行為

共用針頭

共用刮鬍刀
或牙刷

刺青或紋眉
器械消毒不完全

B肝病毒主要的「橫向」傳染途徑

病毒、抑制病毒複製，或免疫力提升）後HBeAg大多會降成**陰性**，且HBeAb呈現**陽性**。所以，HBeAg**由陽轉陰、HBeAb從無到有**這種稱為「e抗原抗体轉換」，是重要的B肝**治癒指標**。

　　臨床上，HBeAg被視為**活動性**B型肝炎及**高傳染力**的指標。受測者的HBeAg呈陽性（HBsAg常一起陽性），意味著病毒在人體內正處於**複製活躍期**，血液、體液、分泌物裡有大量完整的病毒，此時，傳染性很強。大部份的情況是感染到HBV後一至三個月內HBeAg會出現，通常比急性症狀還早，但維持時間短，約三至六週。驗出HBeAg**陽性**者，間隔超過三個月再測一次HBeAg亦為**陽性**時，應評估病人已進入**慢性肝炎**階段，醫師治療必須更加積極。理論上，HBeAg陰性的慢性B肝帶原者血中的病毒量大致很少（病毒複製完了？被免疫力壓制，暫時或永遠不再複製？），但有時會見到一些「特例」——血中HBV-DNA的濃度卻很高，主要原因可能與病毒突變有關。

057 需反向判斷結果的
B 型肝炎 病毒 e 抗体

夜生活、爆肝族急性B型肝炎復原及治療效果的參考指標。

　　三種B肝抗体中，HBeAb是接在anti-HBc之後、HBsAb之前，約自然感染8～16週起（若有急性肝炎症狀之恢復時）出現。消退速度是三者最快的，不到幾年。

　　過去大多使MEIA法，現已改用化學冷光免疫法或chemiluminescent MIA來檢測。HBeAb的抗原抗体反應設計常以**「競爭法」原理**為本，陽性或陰性結果皆要**反向判讀：陰性**（未檢出）**≧ 1.0 S/Cut-off；陽性**（有抗体）**< 1.0 S/Cut-off**。

　　HBeAb的出現約在感染後8～16週（HBeAg即將消失時），代表自然急性感染野生株病毒的情形緩解，症狀減輕、肝炎復原、傳染力降低，可做為B型肝炎**治療效果**的參考。正常情況下，HBeAg消失時HBeAb才出現，但難免會有一小段時間是兩者都被測到，若長時間HBeAg、HBeAb雙陽性，通常被視為**健康無症狀**的B肝**帶原者**。若儀器敏感度高、抽血時間點恰好，偶見有HBsAg、HBeAg、HBeAb**三者陽性**。常見（正常情況）的是HBeAg（＋）、HBeAb（＋）而HBsAg已消失被HBsAb取代的三陽性之**活動性慢性肝炎**。

　　若在急性肝炎期，發生HBeAb（＋）、HBeAg（－），表示患者痊癒機會高。若同時HBsAb（＋），則可視為不僅痊癒也結束B肝帶原狀態。若此HBeAg（－）、HBeAb（＋）之**血清標記消長轉換**（sero-conversion）發生於慢性肝炎期（延遲轉換），且HBsAg長期陽性，表示為病況轉好、健康無症狀、傳染性低的帶原者。

　　最後，將過去整理給實驗室所用，**簡易判讀**五項B肝標記常見的臨床意義之情形（著重於肝炎病程和病毒在人體內的量）於右頁表。

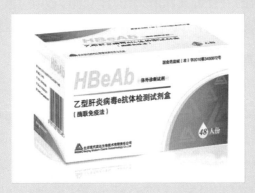

國內偶見還有人在用大陸製 B 肝「聯酶法」定性試劑
（由 www.tcener.com/www.xiu17.com 提供）

臨 床 意 義	HBsAg	HBsAb	HBeAg	HBeAb	anti-HBc
急性感染，潛伏期。	＋	－	－	－	－
急性肝炎初期，病毒量多，傳染力強。	＋	－	＋	－	－
急、慢性肝炎，病毒量還多（活動帶原）。	＋	－	＋	－	＋
急、慢性肝炎，病毒量**不多**（慢性帶原）。	＋	－	－	－	＋
急、慢性肝炎痊癒，病毒量**很少**。	＋	－	－	＋	＋
健康帶原者：多年前的急性肝炎恢復，**表面抗原**測不到且**表面抗體**也降低至弱陽性以下。	－	－	－	－	＋
空窗期：新感染的**e抗體**已現，但**表面抗體**還未升高。	－	－（±）	－	＋	＋
急性感染已康復。	－	＋	－	＋	＋
曾接種疫苗或感染過病毒：長效保護性**表面抗體**還在，但**e抗體**已消失、**核抗體**也降很多。	－	＋	－	－	－（±）

anti-HBc（hepatitis B virus core IgG / IgM）

058 持久的 B 型肝炎病毒核心抗体

近期B型肝炎病毒急性感染最早生成且持久的抗体。

　　結構完整的B型肝炎病毒（virion），其包覆病毒遺傳物質（部份雙股DNA、聚合）的核心（core）及蛋白衣（capsid）具有抗原性，病毒在細胞內複製時會刺激人體的免疫系統產生與之對應的抗體，稱之為**anti-HBc**。因應外來微生物的入侵，人體所生成的抗體中（多種免疫球蛋白Ig的合稱）大多以**五元體**結構之**IgM**最早出現，消失也快；跟著生成的**單體IgG**，則可維持一段較長的時間而不消退。

　　一般我們常說的**B肝病毒核心抗體（anti-HBc）**是指較易有效測到的**IgG**，如果是針對近期B肝感染的確定診斷則是要驗IgM，通常要註明為**HBc IgM**。

　　利用抗原抗體免疫反應偵測血中的核心抗體，可得到感染B肝病毒後HBc IgM和IgG生成的情形及量。過去大都使用MEIA法來測anti-HBc，這是屬於「競爭型」的免疫技術，採**反向判讀**陰陽性，也就是< 1.0為**陽性**（有抗体）。現已改用比較靈敏的化學冷光免疫法或CM（microparticle）IA法，**判讀**時要恢復**正向**。

　　anti-HBc：**陰性 < 1.0 S/Cut-off；陽性**（有抗体）**≧ 1.0 S/Cut-off**。

　　HBc IgM：**陰性 < 0.5 S/Cut-off；模糊地帶0.5～0.99 S/Cut-off；陽性 1.0 S/Cut-off。危險數據：> 1.2 S/Cut-off**。

　　B型肝炎病毒感染的潛伏期可長達數個月，HBc抗体的IgM和IgG幾乎同時生成，在輕微或急性肝炎症狀出現、肝細胞酵素GPT將要升高時，即可檢測出陽性結果。若有生成的HBc抗体在大多數人體內不僅最早出現還可終生維持（IgG），所以anti-HBc是五種B肝血清學標記（markers）中最能代表**曾經**和**近期**（IgM）**感染B型肝炎**的指標。

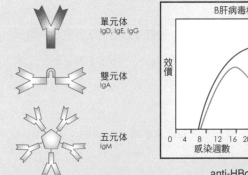

單元体
IgD, IgE, IgG

雙元体
IgA

五元体
IgM

B肝病毒核心抗体

效價

Total anti-HBc

IgM anti-HBc

0　4　8　12　16　20　24　28　32　36
感染週數　　　　　　　　　　　　　　年

anti-HBc 在血中含量的時程圖

　　B肝病毒在人體組織細胞內的複製過程（replication cycle）相當複雜，核抗原（core antigen）雖可引發免疫反應產生抗體，但不像HBsAg和HBeAg在血液裡那麼容易檢測，何況檢查代表意義可完全被HBcAb和HBeAg所取代。因此，才有「B肝標記」**兩對半**（沒有B肝病毒核抗原HBcAg）**檢查**這種幫助記憶的說法。

　　檢測anti-HBc另有個重要功能是可用來評估HBsAg和HBsAb均陰性時，個體是否真處於感染「空窗期」（HBsAg漸低到不可測，而HBsAb又還沒升起）？病人自然痊癒後，不明的HBsAb消降太快時，採血檢驗的結果也顯現HBsAg和HBsAb雙陰性，這兩種情況的解釋都可能因為anti-HBc陽性與否而得到解決，**陽性代表曾感染**。

　　HBsAg和HBsAb雙陰性，若是anti-HBc陽性，表示為空窗期，確實有感染病毒，**不必打疫苗**。anti-HBc也陰性，需要打疫苗或追加。國內目前所使用的B肝疫苗，大多以HBsAg或其具有抗原性的類似物來免疫（immunize）人體，產生保護性HBsAb。所以，**非自然感染者**（如注射疫苗）**體內**，理論上是**測不到anti-HBc**。

059 傳染性 A 型肝炎病毒抗体

評估A型肝炎病毒的近期或曾經感染與否及施打疫苗需求。

　　臨床上我們習慣把一些透過血液、體液交換而傳染的肝炎病毒，簡稱做**血清性肝炎病毒**，以突顯它的傳播途徑及防治重點。其中大家耳熟能詳也最重要的即是B型肝炎病毒和C型肝炎病毒。相較於血清性肝炎，A型肝炎是經由糞口途徑傳播、最容易爆發大流行的肝炎，所以有**傳染性肝炎**之別名，病原是**A型肝炎病毒**（hepatitis A virus；HAV）。在生活水準低落的國家常發生，小朋友較易感染，流行期有季節性，以夏天居多。

　　根據近期的流行病學研究，台灣A型肝炎病毒的感染率超過七成，明顯分佈於中年族群。此調查結果也可說明，台灣的飲食衛生及污水、糞便處理大有進步，年輕一代自然感染A型肝炎病毒者已大幅減少。不過，為了避免個人的急性感染傷害身體以及群體的突爆（outbreak），A型肝炎疫苗注射再度引起衛生單位的重視。

　　A型肝炎病毒於1973年首度被發表，直徑大小約27～30奈米，是一種沒有套膜（envelope）、二十面體、單股線形正性RNA的小型病毒，屬於微小病毒科picornaviridae。急性感染時，A型肝炎病毒先在腸道細胞做初步複製，然後隨血流到它最「喜歡」感染的**肝細胞**做大量繁殖，雖會破壞肝細胞但無持續感染的情形。

　　A型肝炎病毒與B型肝炎病毒最大的不同，是在繁殖時並不會製造「套膜蛋白」，當然測不到有類似B型肝炎病毒**表面抗原**或**抗体**的東西。人體受到A型肝炎病毒感染後，最早出現的對應抗體是IgM，逐漸產生的IgG取代消退的IgM成為終生持續存在的保護性抗體，在體外（in vitro）可與HAV抗原試劑形成凝集反應。

　　過去大都使用MEIA法來測HAV Ab，這是屬於「競爭型」的免疫

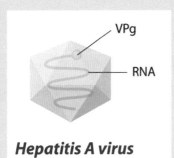
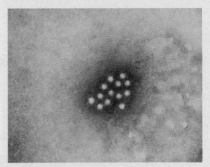

A 型肝炎病毒的結構模擬圖與電顯圖

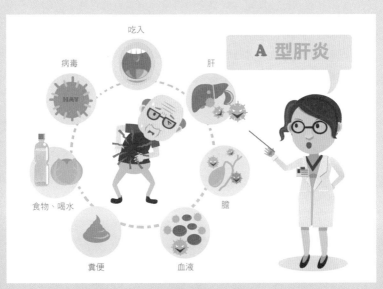

A 型肝炎病毒的感染與散佈

技術，採**反向判讀**陰陽性，也就是 **< 1.0為陽性**（有抗体）。現已改用比較靈敏的化學冷光免疫法或CMIA法，**判讀要恢復正向**。HAV Ab：**陰性**（未檢出）**> 1.0 S/Cut-off；陰性**（未檢出）**< 20.0 S/Cut-off**（非競爭法，如使用化學冷光免疫試劑和自動分析儀）。使用化學冷光免疫或CMIA法所提示的HAV IgM參考值如下：**陰性 < 0.8 S/Cut-off；模糊地帶 0.8～1.2 S/Cut-off；陽性 > 1.2 S/Cut-off**。

只有少數人被HAV傳染後會出現類似**腸病毒感染**的輕微症狀，如發燒（常被誤以為感冒）、虛弱、嘔吐、腹瀉、茶色尿等，若有黃疸、**右上腹疼痛**才是**急性肝炎**典型症狀。臨床上發現，成年後才感染到HAV，其症狀比小朋友的感染來得嚴重，這「有違常理」的現象，原因不明。肝酵素GOT、GPT在**症狀出現前**開始上升，持續三、四週恢復正常，自感染後2～4週可從糞便中分離出病毒顆粒。最先被測到的抗体是IgM，只出現於感染後第4～8週，適合用來診斷HAV急性感染。當IgM生成後沒幾天、臨床症狀（若有）出現前，IgG開始上升並具有長期保護力。因此，若驗出IgG陽性，只能代表曾經感染過HAV，至於何時感染？有無傳染力？則無從判斷（餐飲業者特別是廚房人員若要執行A肝檢查，做HAV IgM即可。若有檢出陽性者表示近期感染，要隔離治療，以免成為傳染源）。至於成年受測者體內無IgG，與HBsAb篩檢類似，極有可能是未曾感染過。無論是不曾被感染或保護性IgG抗体已消失，高危險群者都應積極評估施打疫苗。A肝疫苗的研發雖不如B肝，但現今台灣的A肝疫苗注射也很普遍。

臨床上，明確急性肝炎症狀患者執行各種（A、B、C）肝炎病毒感染鑑別檢驗，對預後評估是很有意義的。以A肝來說，通常不會轉成慢性肝炎或肝硬化，預後很好、死亡率極低。在防治上也決定了方向，以防止大傳染為優先要務。

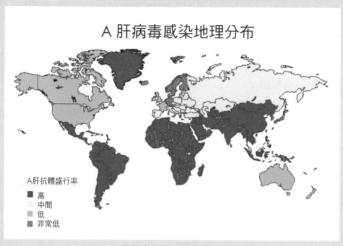

A 型肝炎的世界性流行分佈
（由 www.azkurs.org 提供）

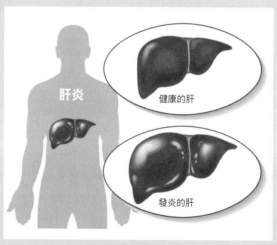

肝臟發炎圖示
（由 www.depertardeozxaca.com 提供）

anti-HCV（anti-hepatitis C virus）
愈來愈受到重視的
C 型肝炎病毒感染

anti-HCV是C型肝炎病毒感染的重要指標。

C型肝炎病毒

1989年從非A非B病毒型肝炎（non-A non-B viral hepatitis）病人的肝組織中，利用遺傳分生技術首次獲得基因組序列，加上其他後續的研究，得知是新的肝炎病毒，名為**C型肝炎病毒**（hepatitis C virus；HCV）。病毒顆粒外層具有脂質套膜，直徑約40～55奈米，可能有核外殼（capsid）。構造中被研究較清楚的反而是基因體，單股正鏈RNA，長度約9,500個核苷酸，可以指揮製造病毒的結構蛋白C、E_1、E_2和非結構蛋白NS_1～NS_5。分類上暫時先歸在**黃病毒科Flaviviridae肝炎病毒屬**。根據1994年新建立的分類系統，C型肝炎病毒可分成六種基因型（genotype）和三十種血清亞型（subtype）。在台灣主要是以第二型、第五型和第六型HCV感染為主。目前尚無法用細胞培養來繁殖病毒，有關整個病毒顆粒的構造仍有待研究。人類是C型肝炎病毒的天然宿主，實驗動物只能感染黑猩猩（chimpanzee）。

C型肝炎病毒抗体的檢測

研究指出，經證實為HCV帶原者血液內的病毒顆粒平均每毫升只有數百到百萬個，如此微量，不易用**血清免疫學**的方法來偵測HCV的抗原。因此，只好找尋是否有量多、易測的抗体來做為HCV**感染**的**間接證據**。人體針對HCV感染所生成的抗体仍是以免疫球蛋白G（IgG）為主，不過這anti-HCV IgG是不具保護力的，原因不明，可能是HCV在人體內複製出來的病毒顆粒之**蛋白分子抗原性**具有**多樣化**所致。因此，臨床上普遍認為，當驗出anti-HCV陽性時，並不表示受測者對C肝具有免疫力，只能推測受測者是極有可能正在感染的高危險群。

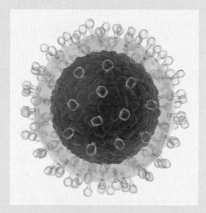

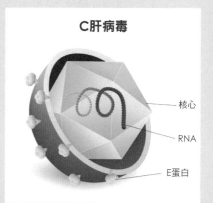

C肝病毒

核心

RNA

E蛋白

C 型肝炎病毒的模擬與 3D 構造剖析圖

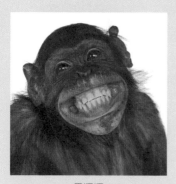

黑猩猩

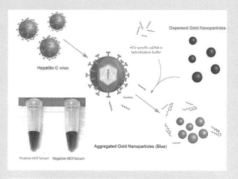

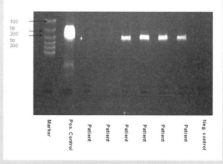

HCV-RNA PCR 檢測原理與結果

（由 www.hatureia.com 提供）

（由 www.scielo.br 提供）

國內大部份實驗室使用自動化上機的試劑和方法差不多，所提供的正常值如下：**陰性**（未檢出）**< 0.8 index** 或 **< 1.0 S/Cut-off**；**模糊地帶 0.80～0.99 S/Cut-off**（建議4～12週後再驗一次）；**陽性**（有抗体）**≧ 1.0 S/Cut-off**（建議立即重抽血再驗一次）。

根據中研院院士、台大醫學院教授陳定信醫師多年的研究發現，約八成的人感染了HCV後多無明顯症狀，潛伏期因個人「體質」不同顯得差距頗大，從兩週到半年都有（平均6～9週）。依血清免疫學的觀點，anti-HCV當然不會在感染到HCV時立刻上升又被測到，況且潛伏期變化大，臨床症狀又不明確。若是真能證實已感染，那這段驗不出抗体的時間也可簡單稱為「空窗期」，而空窗的長短受**病毒**、**宿主**及檢驗**試劑**等綜合因素所左右。

病毒感染；複製過程和基因、蛋白抗原變化；每個人的免疫力如何？我們無從得知，能掌握的只有檢驗試劑的**敏感度**。靈敏度不佳，**檢出時間拖長、陽性比率低**；靈敏度過高（或切值調低），則易出現「弱陽性真陰性」的問題。新一代的anti-HCV定量試劑在這方面已改善許多，大大提升了C型肝炎篩檢的品質。

C肝的傳播屬於「腸胃道外」途徑（parenteral transmission），主要是**污染**（含有HCV）**血液的傳播**。有關HCV的傳播途徑整理於右頁表，表內的百分率是美國的統計數字。至於在台灣，HCV的傳播方式差不多，只是百分率之排名不同，例如**母子垂直感染**應比**共用針頭**之注射行為來得重要；其他不明原因或未知的傳播途徑在國內可能是最多的，約佔四成以上。拜anti-HCV全面篩檢之賜，目前得知世界各地的C肝**抗体篩檢陽性率**為0.4～1.4 %，台灣則是1～2 %，C肝的確定病例男性多於女性。據估計，目前全世界有一億七千萬名慢性帶原者。

抗体測定陽性結果代表受測者曾得了HCV，若要進一步確認則需利用**核酸聚合酶連鎖反應**（PCR）來找出病毒基因RNA存於體內的直接證據，並可作為抗病毒治療（評估療效、掌控停藥）的監控指標。

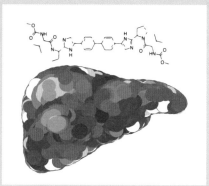

抗 C 肝病毒藥物 Daklatasvir 化學結構式

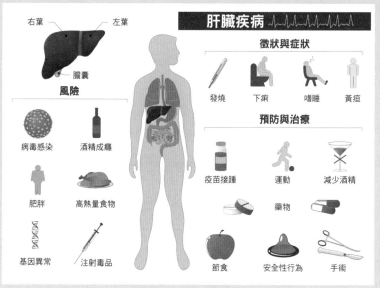

C 型肝炎的傳染、症狀及預防

排名	HCV 傳 播 途 徑	百分率
1	注射毒品共用針頭。	65%
2	危險性交（出血、體液交換；精液與陰道分泌物中發現有少量HCV的存在）。	15%
3	輸血（全面實施供血者anti-HCV篩檢前）。	10%
4	不明原因（含不潔器械之刺青、穿洞）。	10%
5	其他（垂直感染、血液透析、醫療照護）。	5%

AFP（α-fetoprotein）
061 肝癌篩檢的利器
甲型胎兒蛋白 AFP

以肝癌篩檢為主的腫瘤標幟物，也常做為產科胎兒評估。

由胎兒時期之腸胃道、卵黃囊及肝臟分泌的**甲型胎兒蛋白**（**AFP**），是一種分子量70 Kdt.的球團狀 α-1醣蛋白（含有591個胺基酸）。胎兒血中的AFP可經腎臟排入尿液、羊水，並通過胎盤進入母體血流中。顧名思義，AFP主要是藉由胎兒期的肝臟、腸胃分化成型後和卵黃囊細胞所合成，其在生物、生理學上扮演的角色仍不清楚，但似乎與**影響脂肪酸的運輸**（尤其是不飽和脂肪酸）有關。

理論上，成人血中不該出現胚胎時期細胞所生成分泌的蛋白質（抗原），若有，表示體內有細胞（特別是肝細胞）不正常增生。AFP數值在**病毒性肝炎急性期**有一半以上的機率會升高，這代表疾病的嚴重程度，也可反應肝細胞復原再生（指標）的開始；良性的肝臟疾病如**慢性肝炎**或**肝硬化**，陽性率大約10～20％。有關AFP應用於癌症篩檢及治療預後監控的情形整理於右頁表供參考。

根據研究調查，亞洲人的正常參考範圍訂的較高，20或30 ng/ml以下，歐美國家通常都在10以下。因此，於常用的「癌症篩檢」腫瘤標幟物中，AFP的正常參考值算是「變動」頗大的。實驗室使用各式抗原抗体免疫分析法及自動化分析儀，所提示的正常參考區間有些許差異，為方便記憶，合併整理如下：**正常 ＜ 8.1～20.0 ng/ml**。

在懷孕第十三週時，AFP在母體內的總含量可高達3000K ng/ml；第十五週時，羊水中的最大含量約～50K ng/ml；孕婦血清的最高值出現於第三十四週，大約200 ng/ml。胎兒於出生後血清的AFP含量會快速減少到平均成人血清濃度，小於15 ng/ml。因此，實驗室會特別注意檢測值超過儀器設定上限的檢體，起動「**自動稀釋**」的recheck，

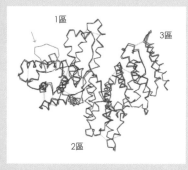

甲型胎兒蛋白胺基酸排列模擬圖

癌　症	陽性率	說　　　明
肝細胞腫瘤	80%	超過500ng/ml有97％是**肝細胞癌**，特別是由肝硬化轉變而來，治療再復發時的值會更高，有八成患者一年內會復發。
惡性畸胎瘤	60%	特別是**睪丸精細胞癌、卵巢癌**。
膀胱癌	53%	
胃癌	8%	
轉移至肝臟	AFP亦會上升於源自**消化道**的**癌細胞轉移**到肝藏。	

並回頭審閱受測者的性別、年齡及狀況（是否懷孕、週數？）。

　　在小兒科、婦產科，AFP可用來測定辨別**膽道閉鎖**和**新生兒肝炎**，以確認是否為遺傳性酪胺酸代謝障礙症。懷孕者在14～20週測定，正常情況也會比參考值略高。懷孕16～18週抽取母親的血液和羊水樣本，檢測AFP含量的增加可用來診斷胎兒的**NTD神經中樞管缺陷**（無腦症、脊髓外露癱瘓症、脊柱裂）或可指出胎兒難產或多胞胎。AFP含量減少可能為毒血症、胎兒生長遲緩或胎盤腫瘤。AFP 數值的正確說明需考量真實的妊娠週數。AFP亦可用於懷孕期間**唐氏症風險**評估，須配合free β-hCG、孕婦的年齡、體重、妊娠週數，同時套用有關風險評估的**統計方法**。

　　AFP主要應用肝癌篩檢、監控療效、復發追蹤，亦可與其他腫瘤標幟物合併檢測，做為其他癌症之共同比對，例如AFP及free β-hCG的共同檢測可評估**睪丸精細胞癌**的關係。

CEA（carcinoembryonic antigen）
062 廣泛性腫瘤標幟物 癌胚抗原

廣泛性腫瘤標幟；腫瘤預後、評估療效或辨識腸胃腺癌復發。

1965年，P. Gold和S. O. Freedman於人類**直腸癌組織**中發現了一種抗原分子，由於以該抗原免疫實驗動物所得到的抗體，可與**胎兒**的肺、胃、腸等組織抗原產生**非特異性**的**交叉反應**，因此，接續的研究者將之名為「癌症胚胎抗原」（carcinoembryonic antigen；CEA）。

癌胚抗原CEA是一種可溶於酸性溶液、分子量約180 Kdt.的線狀醣蛋白（醣含量40～60％），正常是在胚胎期由腸道、胰臟、肝臟所分泌。CEA的生理功能不明，可能與胚胎分化時的**細胞附著作用**（cell adhesion）有關。在胎兒出生後CEA的生成就受到抑制，因此，正常人血中的CEA濃度相對很低。

正常情況下，CEA這種由上皮細胞生成的醣蛋白主要出現在人類的消化道（胃及腸管腔）或胎兒的血中，成人的肝臟、脾臟組織也見有少量存在，但於體液或血中的數值應該更低。因此，針對CEA所生成的抗體與胎兒的肺、胃、腸等組織之抗原也會產生非特異性的**交叉反應**。把CEA當做癌症篩檢工具來用，普遍認為它是一種敏感度佳但特異不高的**廣泛性腫瘤標幟物**，若當CEA檢查數據異常升高時，大都優先指向**大腸癌**和**結腸直腸癌**。有關CEA升高與各種主要、次要指標癌症和一些良性疾病的關係與臨床意義，整理於右頁表。

不同於其他的腫瘤標幟物檢測，國內大部份的實驗室依其較先進的抗原抗體免疫定量偵測法，所提示的正常參考值差異不大，特別是在**吸菸者**的**高值：正常 < 2.5 - 3.5 ng/ml；吸菸者 < 5.0 ng/ml**。

若只以CEA當作癌篩工具，解釋報告須謹慎。連續多次數據偏高較有臨床參考價值，但也無法判定原發病灶所在，除非搭配其他腫瘤標幟物檢查，而CEA正常也不代表完全排除癌症發生的可能。根據多

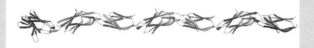

CEA 是線狀醣蛋白

主要指標癌症	數值升高之百分比	說　　明
大腸癌	70%	若潛血反應也陽性，得癌機率高，須做進一步的大腸直腸鏡檢查。
小腸癌	66%	
結腸直腸癌	53%	早期腫瘤有10%比例會升高。
胰臟癌	35%	
食道癌	33%	
肺癌	45%	常與肺癌所做的Cyfra 21-1、NSE搭配成篩檢套組。
非小細胞肺癌	37%	
五成末期胃癌	17%	早期腫瘤有10%比例會升高。
次要相關腫瘤	**數值升高之百分比**	**說　　明**
子宮肌瘤	10～15%	數值升高的幅度不會很大，< 15 mg/dl。
子宮頸癌、乳癌		
膀胱癌、尿道癌		
甲狀腺髓質癌		
良性疾病	**數值升高之百分比**	**說　　明**
結腸直腸息肉	25～40%	數值升高的幅度不會很大，< 10 mg/dl。
各式腫瘤囊腫	< 20%	
胃腸潰瘍、結腸炎、胰臟炎		
酒精性肝硬化、膽道阻塞		

年的臨床使用經驗，CEA檢查較大的意義是用在已經證實有癌症的患者身上，評估手術或腫瘤治療方式的成效指標（趨於穩定或可能復發）。另外，則是評估腫瘤細胞轉移的可能性。

063

CA 125（carbohydrate antigen 125）
婦科腫瘤篩檢指標物
醣蛋白抗原 125

卵巢癌的篩檢、病情發展監控及治療復原指標。

　　CA 125的發現其實是個「意外產物」，目前認為是一種高分子量、類似**黏液蛋白**的**醣蛋白**（carbohydrate antigen；CA）。過去以為它正常存在於輸卵管、子宮內膜及子宮頸上的細胞表面，可能與「非黏液型表皮細胞」**卵巢癌**有關。正常情形下，CA 125在胎兒時期存在於胚腔上皮和羊膜，在成人體內只要是由胚腔上皮發展出來的組織皆可發現微量的CA 125，如肋膜、心包膜、腹膜、輸卵管上皮、子宮內膜或子宮頸等。**正常卵巢組織**並無CA 125，用於腫瘤的偵測時，CA 125反而常在婦科惡性病、乳癌及肺癌、大腸癌中發現其數值升高的證據。

　　CA 125在婦產科方面可用於卵巢癌的診斷、評估與追蹤，另用於子宮內膜異位症活性與治療的評估。若血液中CA 125濃度**大於35 U/ml**便可視如陽性，在評估子宮內膜異位症時，可將**陽性參考值下修為22**。實驗室所訂出之正常參考值雖然大都在**35 U/ml上下**（儀器廠商提供一份數據U/ml分佈，整理於右頁表供參考），但不少文獻指出CA 125**應高於65**才對**卵巢癌**有較高的**特異性**。第二代檢驗試劑的敏感度較佳，也就是說用於癌篩時範圍較廣。在某些惡性腫瘤存在，CA 125會呈現有意義的升高，可能是非黏液性之卵巢上皮癌、卵巢胚胎細胞瘤、卵巢性索基質瘤、子宮內膜腺癌、內子宮頸腺癌、輸卵管腺癌、乳癌（以上為婦科腫瘤）；胰臟癌、大腸直腸癌和肺癌。

　　在某些良性疾病也會有CA 125上升的情況，應要小心區別，如子宮內膜異位症和子宮腺肌症、月經、妊娠第一期、骨盆腔炎症、某些子宮肌瘤、子宮外孕、黏液性或漿液性卵巢腺瘤；肝臟病變、急性胰

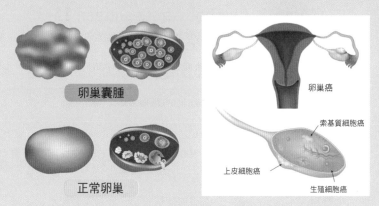

卵巢囊腫

正常卵巢

卵巢癌

索基質細胞癌

上皮細胞癌

生殖細胞癌

CA 125 與卵巢、子宮的關係密切

生理狀況可能數據	百分率	百分率
更年期前3.6～54.0	子宮內膜異位9.0～55	子宮頸4.6～26.0
更年期後4.0～69.0	子宮肌瘤7.5～17.0	子宮4.0～14.50
懷孕時10.5～72.0	骨盆腔炎7.4～36.0	乳房5.0～10.2
泌乳期3.5～18.0	卵巢囊腫8.0～22.0	大腸直腸6.5～26.2
更年期前 3.6～54.0	胰臟疾病8.2～15.80	肺 9.0～11.56
卵巢不活躍0.8～36.0	子宮內膜異位9.0～55	子宮頸 4.6～26.0

陽性百分率	惡 性 腫 瘤	良 性 疾 病
15～20 %		良性卵巢疾病、經期初始
20～30 %	乳癌轉移	子宮內膜組織異位
40～60 %	腸胃道癌、肺癌、肝癌	
100 %	第三期**卵巢癌**	

臟炎、腹膜炎、腎衰竭等。

　　CA 125檢查以應用於**卵巢癌偵測**及**治療監控**為主，數值高低反應**腫瘤大小**的變化。CA 125升高可能的情形（百分率）整理於上表。

064

CA 15-3（carbohydrate antigen 15-3）
乳癌治療監控指標
醣蛋白抗原 15 之 3

乳癌、卵巢癌、肺癌篩檢及乳房惡性腫瘤轉移或治療指標。

CA 15-3是一種大分子量（300～450 Kdt.）的**表皮細胞黏液蛋白**，外圍包覆著碳水化合物層，分子具有多形性變化。常在乳癌患者的血中發現，可說是一種「乳癌關連性抗原」，能被兩種單株抗体辨識出來，一是115D8對**人類乳脂球膜抗原**具有特異性；另一為DF3，對人類**乳癌細胞膜**有特異性。根據臨床的研究與觀察，超過正常值（升高）的CA 15-3常出現在右頁表所列的情形。使用於乳癌轉移監控或治療評估時，前後兩次CA 15-3的濃度變化超過25％才是有意義的。

由於腫瘤抗原有一些局限性，早期復發的乳癌用CA 15-3來評估有靈敏度不足的問題。根據腫瘤醫師的認知，CA 15-3的**量**與乳癌的**期數**（stage）有關，乳癌發生轉移時會出現最高量。而且，高數值的CA 15-3與腫瘤的大小也有關，亦表示開刀的**預後會不好**。定期多次複檢CA15-3可及早診斷復發或轉移，且可做為治療效果的監控。

利用MEIA或ECLIA之抗原抗体免疫反應，來測定CA 15-3的含量，所提示的正常值合併整理如下供參考：**正常 < 25.0～31.3 U/ml**。

一般說來，數值若超過300 U/ml，應使用各廠牌試劑組所附的稀釋液（diluent）稀釋2～5倍再測一次。

用CA 15-3來偵測乳癌比單項的**癌胚抗原**（CEA）更有專一性和靈敏度，與CEA**一併檢查是更好**，靈敏性提升至80％以上。

使用於早期癌症篩檢，CA 15-3的特異性頗佳，但靈敏性不足約只有50％上下。簡單說，只驗CA 15-3來篩檢乳癌不是很理想的指標，或許有五成可能的乳癌女性，其血中的CA 15-3不會陽性。因此，CA 15-3在臨床上的應用是監控、治療評估優於早期診斷的篩檢。

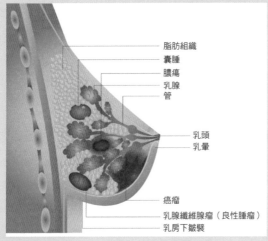

脂肪組織
囊腫
膿瘍
乳腺
管
乳頭
乳暈
癌瘤
乳腺纖維腺瘤（良性腫瘤）
乳房下皺襞

乳癌模擬圖
（由 www.diasource-
diagnostic.com 提供）

除了定期健診，平常透過自我檢
查也能達到早期發現的目的。

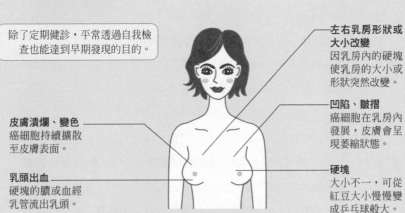

**左右乳房形狀或
大小改變**
因乳房內的硬塊
使乳房的大小或
形狀突然改變。

凹陷、皺摺
癌細胞在乳房內
發展，皮膚會呈
現萎縮狀態。

皮膚潰爛、變色
癌細胞持續擴散
至皮膚表面。

乳頭出血
硬塊的膿或血經
乳管流出乳頭。

硬塊
大小不一，可從
紅豆大小慢慢變
成乒乓球般大。

乳癌的徵兆

陽性率	惡 性 腫 瘤	良 性 疾 病
< 13%	輕微上升於**子宮頸癌**、子宮內膜癌。	良性乳房腫瘤、肝炎、紅斑性狼瘡、肝硬化、結核病。
28～50%	肝癌、大腸直腸癌、**卵巢癌**、攝護腺癌。	懷孕第三期（上升量不會太高）、哺乳。
60～70%	**乳癌**、肺癌、胰臟癌。	

PSA（prostate specific antigen）

065 對攝護腺組織有高度特異性的抗原 PSA

胃癌或黏液性卵巢癌的病情評估及療效追蹤。

攝護腺特異性抗原（prostate specific antigen；**PSA**）也是臨床上常見的腫瘤標幟物，這是一種具有酵素活性的單鏈醣蛋白，只存在於攝護腺管和腺體上皮細胞內，1988年以後廣泛運用於攝護腺相關疾病之血清學檢查。血液中以游離態（f PSA）或結合態（c PSA）兩種形式存在，游離態不具酵素活性，一般所驗的PSA是指**總量**（t PSA＝f PSA＋c PSA）。血清PSA的免疫分析測定，現已被公認為重要且有用的攝護腺癌**篩檢**、攝護腺**病情監控**及**治療追蹤**之工具。

歐美各廠牌研發的免疫方法、試劑和儀器之表現差不多，正常參考值大致設在**2.5～4.0 ng/ml以下**，加上歐美的研究統計，六十歲以下男性的「正常值」將近九成五在4.0 ng/ml以內。根據臨床上的經驗，PSA是一個方便有效的篩檢利器，協助我們早期診斷潛在的攝護腺癌。不過，由於PSA是**攝護腺組織特異性高**而非「**對攝護腺癌專一**」，單憑PSA血清值做為攝護腺癌的早期偵測指標，是不夠完美無缺的，雖然相較於其他腫瘤標幟物，PSA的**器官組織專一性**目前是最好的。

欲確定診斷攝護腺癌，仍需要臨床上配合**肛門指檢**、**直腸超音波**或**生檢切片**，因為良性肥大與攝護腺癌病人的PSA值重疊部份很多，要設定一個明確的cut-off（正常）值來區分它們幾乎不可能。目前一般實驗室設定的cut-off值在**4.0 ng/ml**，所得到**癌篩靈敏度**約78 %，**特異性**則為60 %。

PSA原本只存在攝護腺組織中，一旦攝護腺受到外力傷害如腫瘤病變加速、發炎感染或物理化學變化等，都有可能造成微血管破裂或

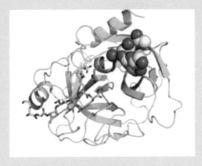
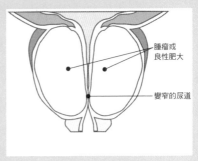

PSA 結構模擬圖，帶狀為胺基酸球狀為醣分子　　攝護腺的位置及因病腫大

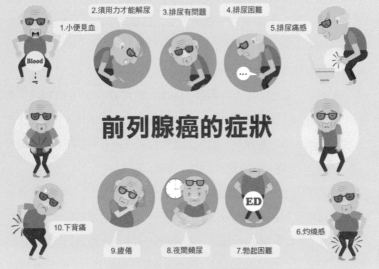

1.小便見血　2.須用力才能解尿　3.排尿有問題　4.排尿困難　5.排尿痛感

前列腺癌的症狀

10.下背痛　9.疲倦　8.夜間頻尿　7.勃起困難　6.灼燒感

攝護腺惡性腫瘤可能有的臨床病症

通透性增加，使PSA進入血液。這也解釋了為什麼有些不是癌症的情況也會使PSA上升，例如泌尿道感染；攝護腺發炎、良性肥大（benign prostatic hyperplasia；BPH）等，有些檢查如經直腸超音波導引下生檢切片、經尿道攝護腺切除術，甚至膀胱鏡檢查、攝護腺按摩也會引起PSA上升。所以PSA異常升高並不代表一定就是得了攝護腺癌，只是表示有較高的罹患機率，而需要抽血複驗或做其他進一步檢查。

T3（triiodothyronine, total）
066 刺激細胞基礎代謝率的 三碘甲腺素 T3

診斷甲狀腺功能亢進及T3甲狀腺中毒症。

甲狀腺細胞以碘（iodine）、酪胺酸（tyrosine）為原料，經一系列反應合成與配對出**T3三碘甲腺素**（3,5,3'-**triiodothyronine**）和**T4甲腺素**（**thyroxine**）。人體內約20 %的T3是由甲狀腺細胞製造，T3、T4製好之後儲存於甲狀腺濾泡內。其他八成的T3，是在肝、腎、脾等周邊器官組織內的T4**脫去一個碘**分子而轉換成，也可說T4算是T3的「前趨物」。分泌到血中的T3、T4，除少數**游離型**外，大部份與血漿中的甲腺素結合蛋白（thyroxine binding protein；TBP）以「可逆的」方式相結合，這些TBP總共結合了99.96 %的T4和99.7 %的T3。未與TBP結合的0.3 %游離T3（f T3），具有很強的生理活性，為主宰大部份甲狀腺功能的重要激素。雖然全部的T3只占所有血清甲狀腺激素的5 %，但它的生理功能「效力」遠比T4強上好幾倍。

全自動冷光免疫（CLIA、ECLIA、CMEIA方法）分析儀可用來檢測各種甲狀腺激素或相關蛋白，所提示的T3正常參考值綜合整理如下：**60-87～178-200 ng/dl**。一般所附的正常值，多為正常成人的平均值，學理上，T3其實有年齡、男女之差別，整理於右頁表供參考。

三碘甲腺素T3所具有的生物活性是刺激細胞的基礎代謝率，包括對醣類和脂質的利用、蛋白質合成、骨質鈣的釋出、維他命代謝等。在嬰兒，T3和T4對中樞神經系統的生長與發育相當重要。

血中T3濃度是評估甲狀腺**功能亢進**最好的指標，當症狀明確，但T4並不高時之協助判斷。另外，T3也可用來診斷所謂的**T3甲狀腺中毒症**（T3 thyrotoxicosis），這是指在約有5 %的甲狀腺功能亢進病例，其T4正常，T3卻升高的情形。許多臨床觀察指出，相較於T4，T3用於

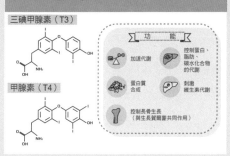

甲狀腺激素

三碘甲腺素（T3）

甲腺素（T4）

功　能

加速代謝

控制蛋白、脂肪、碳水化合物的代謝

蛋白質合成

刺激維生素代謝

控制長骨生長（與生長賀爾蒙共同作用）

T3（上）與 T4 化學式與功能圖示

年齡群	T3參考值 ng/dl
新生兒	65～275
1～5歲	100～260
5～10歲	90～240
10～15歲	80～210
成人	80～190
>60歲 男	105～175
>60歲 女	108～205
平均值	80～200

常見T3量增加或減少的各種情況

T3量	甲狀腺的問題	自體免疫、其他生理/疾病	藥物使用
增加	功能亢進	葛瑞夫氏病。	detrothyroxine
	T3甲狀腺中毒	懷孕、急性精神疾病。	thyroxine
	先天TBG*過量		estrogen
減少	缺碘甲狀腺腫	神經性厭食、子癇症、肥胖、肝硬化、營養不良。	抗甲狀腺藥物
	先天TBG不足		類固醇止痛藥
	甲狀腺切除	黏液水腫、腎衰竭、非甲狀腺急症（NTI）；存在有anti-T4時。	心臟及精神用藥。神經科用藥。
＊TBG甲腺素結合球蛋白（thyroxine binding globulin）			

評估甲狀腺功能亢進時很少有「偽陰性」。不過，在甲狀腺**功能低下**時，T3下降的指標意義卻是最差的。T3的病理性異常與T4類似，常見於甲狀腺功能亢進或低下（以亢進為主）。

T4（thyroxine, total）

最常用來評估甲狀腺功能異常的甲腺素 T4

診斷甲狀腺功能異常及評估甲狀腺治療之療效。

T4甲腺素（thyroxine）又名為四碘甲狀腺原氨酸（tetraiodothyronine），在甲狀腺內由雙碘酪胺酸（diiodotyrosine；DIT）配對而成。合成好的T4儲存在甲狀腺濾泡內，當接受腦下垂體（腦下腺pituitary gland）所分泌的TSH（thyroid stimulating hormone）「訊息」，T4被釋入血流中，負責調節全身組織細胞的新陳代謝。

分泌到血中的T4除只占0.04 %的游離型外，為了方便「運輸」，血漿中的甲腺素結合蛋白（以thyroxine binding globulin TBG為主）會立即與之相接合。這些99.96 %的「蛋白T4」其實是沒有任何生理功能，只能視為「倉庫」，暫時儲存於各周邊器官組織。當有需要時，脫去一個碘分子而成T3，或與TBG解離，形成具有甲狀腺激素功能的free T4。由此看來，偵測血中的T4（t T4）遠不及f T4來的有意義。但實際上T4測定還是普遍被使用，這可能與檢驗成本較低（相較於健保給付點值之差價）或T4有異常時可「名正言順」加驗f T4有關。

採用全自動冷光免疫（CLIA、ECLIA、CMEIA法）分析儀來檢測各種甲狀腺激素或相關蛋白，所提示的T4正常參考值綜合整理如下：**4.5-6.1～10.9-14.1 μg/dl**。學理上，T4的正常值也有年齡之差別，整理於右頁上表。

由於T4與TBG的鍵結很強，血中TBG濃度改變常造成T4的量也跟著變化，所幸，健康成人的TBG經常保持恆定。但當某些非甲狀腺疾病或生理、藥物服用等因素造成TBG含量異常，此時，T4數值的升降則無法判斷是否與甲狀腺的問題有關？以實驗室的立場，我們常建議醫師或健檢客戶，欲明白是**原發**（primary）或**續發**（secondary）的甲

年齡群	參考值 μg/dl
新生兒	9～18
1～5歲	7.3～15
5～10歲	6.4～13.3
10～60歲	5.0～12.0
>60歲	5.0～10.5

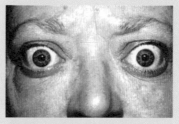

瀰漫性毒性甲狀腺腫又名葛瑞夫氏
（Grave）突眼症

T4量	甲狀腺的問題	其他生理/疾病/藥物使用
增加	功能亢進	突眼性甲狀腺腫 （Grave's disease ）。
	毒性甲狀腺單一或多節結腫大	飲食碘攝取過多、原發性膽汁肝硬化。
	初期亞急性甲狀腺炎	懷孕、新生兒、肝炎、急性精神疾病。
		使用甲狀腺藥物、雄性素等。
減少	功能低下	肝硬化、矮呆症、腦下垂體功能不足。
	缺碘甲狀腺腫	神經性厭食、子癇症、黏液水腫。
	慢性甲狀腺炎（橋本氏病）	使用抗甲狀腺藥物、止痛劑、心臟及精神用藥、神經科用藥。
	第三期亞急性甲狀腺炎	
	甲狀腺切除	非甲狀腺急症（NTI）、存在有anti-T4。

狀腺功能障礙問題，最好是三至五項的T3、T4（含f T3、f T4）、TSH
檢查一起做。有關血中T4上升、低下常見的臨床意義整理於上表。因
生理、病理因素**造成TBG含量改變**所引起的T4增加情形有先天TBG過
量、紫質沉著症、懷孕、雌激素治療等；而減少的情形有肝病、腎衰
竭、惡性腫瘤、子癇症、肥胖、類固醇治療等。

　　T4的病理性變化常見於甲狀腺功能亢進或低下（以亢進為主），
實驗診斷數據在TSH和T4間常呈「反向變化」。不過，在腦部疾病如
腫瘤所造成的腦下垂體分泌TSH異常，整個調節甲狀腺激素系統大
亂，T4和TSH會同時上升或下降。這是特別要注意分辨的狀況。

068 區分甲狀腺激素異常原因的甲狀腺刺激素 TSH

辨別甲狀腺功能障礙、評估腦下腺與甲狀腺間之調節與療效。

甲狀腺刺激素TSH（thyroid stimulating hormone）又名甲狀腺促素（thyrotropin），是一種由腦下垂體（pituitary gland）前葉所分泌的荷爾蒙。化學結構為兩條胜肽鏈組成的醣蛋白，210個胺基酸占85％，分子量約28.3 Kdt.。TSH的主要作用是控制甲狀腺的機能，首先是「導引」甲狀腺激素釋放；接著為促進T4、T3之合成，包括加強碘泵和過氧化物酶活性、促進甲狀腺結合球蛋白（TBG）合成及酪胺酸碘化等各個環節。即TSH可促進甲狀腺上皮細胞代謝與細胞內核酸、蛋白質合成，使腺體增大。

腺下垂體分泌TSH，一方面受下視丘分泌的**促甲狀腺激素釋放荷爾蒙**（簡稱**甲狀腺促素釋素**，thyrotropin releasing hormone；TRH）的影響，另一則為T3、T4的負回饋抑制，互相拮抗。它們組成下視丘-腦下垂體-甲狀腺三者的「回饋」調節系統（右頁圖）。正常情況下，下視丘所分泌TRH的量，決定腦下垂體-甲狀腺回饋調節的水平。TRH分泌多，血中T3、T4量的「調定點」變高，當T3、T4量超過此調定水平時，則回饋抑制腦下垂體分泌TSH，並降低腦下垂體對TRH的敏感性，從而使血中的T3、T4量保持相對恆定。

採用全自動冷光免疫（CLIA、ECLIA、CMEIA法）分析儀來執行各種甲狀腺功能檢查，所提示的TSH正常值綜合整理如下：**0.30～4.50 μIU/ml**。也有實驗室依其檢驗系統而提出有年齡差別之正常參考值如右頁表。TSH能反應出血液中T3、T4的不足，以及是否刺激下視丘分泌TRH。測定血液裡的TSH能有效區分T3、T4之異常的真正原因（是甲狀腺還是TBG的問題？），並評估甲狀腺治療計劃是否合宜。

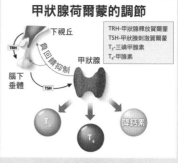

甲狀腺荷爾蒙的調節

年齡群	TSH參考值 μ IU/ml
1～11歲	0.64～6.27
12～18歲	0.51～4.94
18歲以上	0.55～4.78

TSH	甲狀腺的問題	其他生理/疾病	藥物使用
增加	腦下垂體功能亢進	愛迪生氏病	aminodarone
	腦下垂體腫瘤	低體溫	lithium、TRH
	原發性甲狀腺功能亢進	子癇症	methimazole
	缺碘甲狀腺腫	急性精神疾病	morphine
	甲狀腺切除、甲狀腺炎		放射性碘治療後
減少	續發性甲狀腺功能亢進		ASA
	橋本氏甲狀腺炎		corticosteroid
	腦下垂體/甲狀腺功能低下		heparin、TSH、T3

　　在原發性甲狀腺疾病所引起的功能亢進，血液TSH含量會因負回饋機制的作用而降低（甚至測不到）；反之，功能低下時，TSH與下降的T3、T4不同，呈增加現象。若TSH的濃度變化與T3、T4相同，應懷疑是否有下視丘或腦下垂體的問題（如腦部腫瘤）。根據臨床觀察，TSH正常時一般不會有甲狀腺方面的毛病。甲狀腺功能亢進，TSH通常很低（早於T3、T4出現變化）。但TSH若只略低於參考區間下限值，約有三成的受測者沒有任何甲狀腺功能亢進的症狀如心悸、全身無力、手腳發抖、情緒不穩、失眠、怕熱、易流汗、胃口變好但體重減輕、腹瀉、女性月經不規則…等。因此，通常要與f T4一起評估。

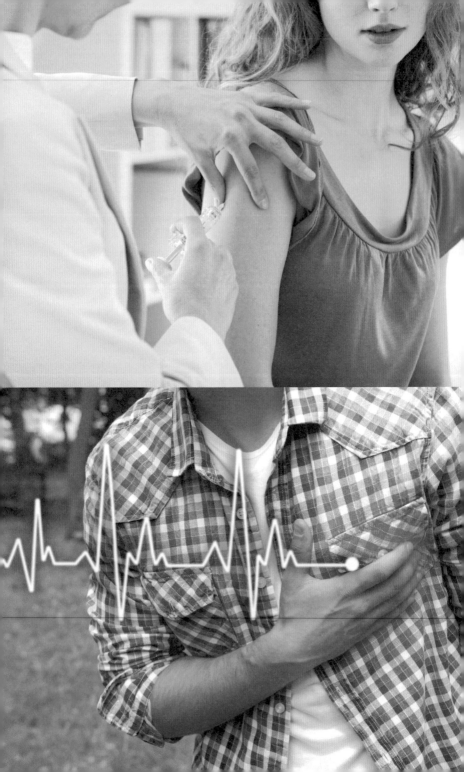

您需要知道
自己身體的知識

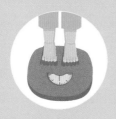
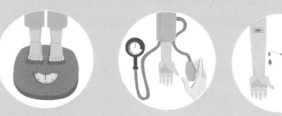
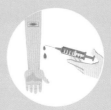

069 一天要喝多少水才正確？

水是身體最重要的東西，除了明白一天要多少水之外，也應要知道怎麼喝才健康。

人體是由各種細胞所組成，每個細胞的主成份（占六至七成）是水（H_2O）。水份影響著身體各項的生理運作與循環，幾乎所有的細胞內化學作用都要在水裡才能完成，消化系統分泌的酵素要分解醣類、蛋白質需要有水才能發揮作用；新陳代謝後的廢物也需要溶於水才能排出體外。人不吃東西可以撐個十幾天，但沒喝水可能三天就會面臨生命危險，由此可知水對我們的身體有多麼重要，水就是**生命的泉源**。

若說水對身體這麼重要，那是否「沒事多喝水、多喝水沒事」？

多喝水可使我們身體健康、皮膚水嫩，但水不是喝愈多愈好，我們一天要喝多少才正確又健康呢？

眾所周知，人體在呼吸、排汗以及尿尿時都會流失身體的水分，人體每天經由呼吸及皮膚排出的水分約600到800毫升，如果一整天都不喝水，身體還是會產生400到600毫升的尿液，以「入要大於出」來推算，正常成人一天至少應補充1,200至1,500毫升的水。不過，要注意的是**水不完全等於水份**（純水可以說一比一的水份）並知曉液體度量衡的淺顯概念。所以，一般建議每天要喝到七、八大杯（450毫升）或四、五小瓶（一瓶礦泉水700毫升）的白開水，約3,000至3,500毫升。不過，一般人常反應在日常生活中要喝到那麼多水實在有些困難，其實，在日常飲食（如其他飲料、湯品、食物）中就可以攝取約1,000～2,000毫升水分，因此，真正需要補充的純水量應為2000至2500毫升即可。

除了明白一天要喝多少水之外，還要注意到喝水的速度與時間。喝水要一口一口慢慢喝，一小時不超過1,000毫升，每次不超過200毫

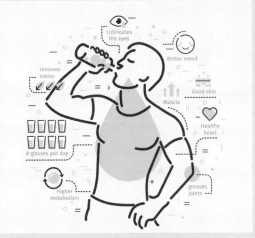

圖示多喝水的觀念與好處

升（即使是運動、大量排汗後）。感到口渴時務必要先喝水；生病時當
然要多喝水；也有不少人以晨起一杯水做為養生的方法，認為早晨起
床後空腹喝水可以幫助身體排除毒素，其實空腹的時候喝水使大量水
分進入身體細胞，有利尿效果，水分很快就會排出體外，並不會留在
體內，也沒有實驗或研究報告證實起床喝水有排毒的效果，故這種說
法仍有待商榷。

　　喝水有益健康，幫助新陳代謝，人體缺水很容易引發健康問題，
喝水量太少，容易發生尿道感染或結石，尿酸過高的人也會因為缺水
而引發痛風，還有常見的便秘、乾眼症及皮膚乾燥都與喝水量有關。

　　尤其泌尿道疾病大都可以透過多喝水來改善病情或做好預防，如
八成的尿路結石可靠多喝水，由尿液自行排出；而膀胱炎也要多喝
水，以稀釋細菌，將細菌透過尿液排出，以緩和病情。需要多喝水的
病症中，最常見的就是便秘了，多喝水可以使大便柔軟容易排出。如
果有腸胃炎，因拉肚子排出較多水分，也要多喝水，症狀輕微補充白
開水即可，較嚴重時需增加電解質。還有感冒也要補充水份，因為感
冒發燒使體溫上升，增加身體的水份散失，水也是很好的天然化痰
劑，因此咳嗽的時候，多喝水可將痰稀釋、易排，感冒就會好得快。

070 為何酸性體質的人容易生病？ 喝鹼性水可改善嗎？

近年來世界各國的研究均指出，體質偏酸是許多疾病的根源，光喝大量的鹼性水是無法改善酸性體質。

根據衛福部公佈的資料，歷年來台灣地區十大死亡原因仍以**惡性腫瘤**高居榜首。惡性腫瘤的死亡率，逐年攀升，近二十年增加一倍，台灣地區每年新增人數約7.5分鐘增加一人。致癌因素可區分為先天因素；體內基因後天因素；外在、內在環境因素；生活習慣及飲食。癌細胞的進化過程約十至十五年，根據研究指出，酸性體質是導致「細胞癌化」的罪魁禍首。日本大阪大學片瀨淡（T.A. Baroody）博士提醒：「酸毒acidosis是所有疾病的根源。」榮總邱仁輝醫師曾研究了六百位癌症病人的體液，顯示九成以上的癌症患者是酸性體質；而日本的柳澤文正博士則研究百名癌症患者，百分之百顯示──患者均有鈣減少而鎂劇增的酸性體質。

臨床上發現，體質酸化的指標為血液的酸鹼值低於7.3， 此時，身體各部位所產生的「異像」及酸性體質的生理表徵整理於右頁表供參考及自我檢視。醫學上一般認為，**癌症、心血管疾病、腦中風、糖尿病、腎臟病等，致病的原因都在於體質的酸化**。這些無法完全依賴醫藥或手術來根治，但可從根本的飲食習慣來改變，加上定期檢測自己的體質，隨時保持較鹼性的狀況，疾病自然遠離。

由於酸性體質不利健康甚至會致癌的醫療報導不斷，帶動市面上出現喝鹼性水可改善的「傳聞」，但醫界指出，血液的酸鹼不會因喝鹼性水而改變，且目前並無明確證據顯示血液偏鹼會比較健康。在正常情況下，飲食進入消化系統後，膽汁可中和胃酸，並不會出現過酸的情況，且血液的酸鹼值也不會因喝鹼性水而改變。此外，血液是人體十分穩定的緩衝系統，肺臟、腎臟也可調節血液中的酸鹼值，嚴謹

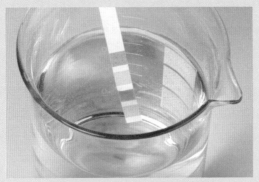

一般人在喝水前不會拿試紙來測酸鹼性

身體組織器官	生理表徵及異象
循環系統	血液變黏稠，含氧量減少，血管末梢循環不良。
四肢軀體	手腳、膝蓋寒冷症，肩膀、後頸容易僵硬。
精神狀態	失眠或嗜睡，容易昏沉、記憶力減退。
新陳代謝	功能減弱因而產生新陳代謝後遺症。 因血糖增加而引發糖尿病。 因乳酸堆積，容易感覺疲勞。 尿酸堆積引發痛風。 熱量、營養代謝功能差，引起肥胖、囤積贅肉。 稍做運動即感疲勞，一坐公車就想睡覺。 上下樓梯容易氣喘，步伐緩慢、動作遲緩。
心血管系統	膽固醇增高，動脈血管硬化，心臟血管疾病或中風。
免疫系統	免疫力下降。容易感染病毒、黴菌、流感、香港腳。
皮膚	無光澤。

控制酸鹼值在7.35到7.45之間，使體內的許多生化反應可以順利進行。因此，不管是酸性或鹼性食物，在正常的飲食範圍內攝取後經過代謝，都不會對血液的酸鹼性造成太大的變動（但少吃酸性食物如肉類總是不會讓體質太酸），更不會因為每天喝了多少鹼性水而改善，勉強說，唯一的好處是因為「多喝水」。

071 血壓量起來要多少才正常？

經常正確量血壓且做紀錄，是最基本的預防保健工作。改變生活習慣、規律運動，讓高、低的血壓維持在140／90以下。

近年來，台灣地區十大死亡原因中，高血壓併發症（第十名）及與血壓過高的相關疾病如**腦血管疾病、心臟病、糖尿病**都已擠入前五名。相信大家都清楚，三、四十歲以上的中老年人因血壓過高而面臨心血管疾病的威脅很普遍，且是常被討論的保健議題。

若要談**高血壓**（hypertension），首先應了解其定義。根據聯合國世界衛生組織1999年的指引，120／80以下是理想的**收縮壓／舒張壓**（收縮壓又稱高的血壓，心臟收縮時動脈血管內的最高壓力，單位是mmHg毫米汞柱；舒張壓則是低的血壓，心臟舒張時動脈內壓力降至最低點的血壓值），**139／89以下是正常血壓**，140／90至160／95是偏高血壓，**180／100以上便屬於高血壓。**

根據臨床觀察和學術研究，如果經常性血壓過高，罹患心臟病、中風及腎病等的機會也相應增加。年齡介於40至70歲的人，當血壓在115／75～185／115 mmHg的範圍內，收縮壓每升高20或舒張壓每升高10，都會使患有心血管病的風險增加一倍。動脈血管是有彈性的，它承受血液流過單位面積管壁上之一收一放的側壓力，可用血壓計來測量。醫生或護士常用的傳統水銀血壓計較準確（需搭配聽診器較麻煩，民眾不易自行操作），不過，現今的電子型血壓計愈來愈進步又方便，只要兩種測量的血壓值**比較誤差**在10 mmHg以內，可被接受。

量血壓主要是「**看高不看低**」，雖然不少人（特別是女生）有經常性血壓偏低的「毛病」，但還不至於太危險（除非是病理性）。當因血壓過低而感到不舒服時，只要跑跑動動讓血壓上升即可，總比不明就裡的血壓持續過高而又控制不易來得好。整天的血壓在一定數值範圍內是變動的，隨著代謝速率、活動量、進食、心情緊張而起伏，因

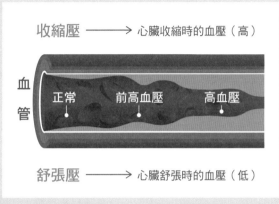

收縮壓 ———→ 心臟收縮時的血壓（高）

血
管 　正常　　　前高血壓　　　高血壓

舒張壓 ———→ 心臟舒張時的血壓（低）

血管因狹窄、阻塞或彈性變差時容易引發高血壓及後續疾病

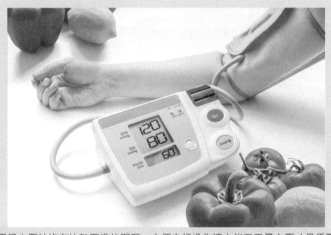

電子血壓計沒有比較不準的問題，方便自行操作讓人能天天量血壓才是重點

此，最好在休息五分鐘後再測量血壓。測量前三十分鐘應避免抽菸、飲用咖啡、茶、含酒精的飲料及服用影響血壓的藥物。運動、奔走或吃飯、泡澡後，都要休息十至十五分鐘再量血壓。因血壓隨時在波動，一般**連續三次、不同時間**測量才能確定是否為高血壓。

072 理想的 BMI 值要多少？

現今大都用BMI值取代身高體重來評估是否肥胖？BMI值大於24的人，罹患某些特定疾病的風險增加，壽命也比較短。

雖然一般人對肥胖的認知與醫學上明確的定義有些許出入，但基本上，肥胖就是指體內脂肪過量。由於成年人的肌肉、骨骼、臟器已不再成長，體重的升高（所以可用身高體重做為基準）大多表示體內**脂肪細胞**的質與量**增加**。男性的正常**體脂肪含量**為12～20 %；女性20～30 %；維持健康之最低體脂肪量分別是男性3～5 %，女性10～12 %。現今大都利用身高、體重所簡單算出的**身體質量指數**（body mass index；**BMI**）來評估，**BMI過高**可以**表示肥胖**，但肌肉發達的運動員可能有較高的BMI。許多研究指出，BMI愈高，罹患疾病的機率愈高，BMI與健康息息相關，BMI只要超過**24**，與肥胖相關的疾病如高血壓、心血管疾病、關節炎、女性不孕症等的危險因子便開始增加。右頁表列出因體重過重可能引起的健康問題和原因。

身體質量指數（BMI）又稱為**身高體重指數**，是一種主要用於統計用途的計算值，由比利時人凱特勒（Adolphe Quetlet）於十九世紀中最先提出，其定義是「**每平方公尺的身體表面積有多少公斤體重**」，計算公式為：**BMI ＝ 體重Kg / 身高m²**。舉例說明，身高1.7米的成年男子體重85公斤，BMI ＝ 85 ÷（1.7 × 1.7）＝ 29.4。

根據研究指出，過高的BMI將使某些特定疾病的風險大幅提升，同樣也影響了壽命的長短。BMI偏高或偏低的人，都不比BMI介於**22～25**的人來的長壽，維持理想體重的重要性可見一般。

另外的說法是，最有利於健康與壽命的理想值為**22**，上下10 %（**19.8～24.2**）都是符合理想的範圍，男女皆同，年齡輕者適用較低的BMI，年紀大者可用高的BMI標準。根據BMI與身高，可以推算個人的理想體重。請隨時關心自己體重的增減。

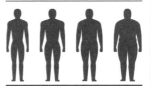

身體質量指數

過瘦 健康 過重 肥胖
<18.5　18.5-24.9　25-29.9　>30

圖示不同 BMI 值的相對應體型

健康問題	肥胖相關病症	可 能 的 原 因 及 說 明
成年/肥胖型糖尿病 （非胰島素依賴型/第二型糖尿病）		脂肪細胞增大，與胰島素的結合不良及訊息傳至細胞反應不佳，導致**胰島素抗性**增強。
高血壓		主因未明，可能是在增加的脂肪組織中**血管分佈也增加**，造成血液輸送的壓力與調節出問題。
心血管問題	冠狀動脈心臟病（CHD）	肥胖者通常多吃少動，易造成血中膽固醇、三酸甘油脂升高，心血管疾病風險增加。
呼吸系統出問題		肥胖者的**肺功能負荷**加重。
骨骼和關節		膝蓋、腳踝、腰椎和髖關節的負荷過重。
消化系統	膽囊結石	因膽囊中的膽固醇含量增加，易造成結石。
	皮膚病	肥胖者皮膚皺褶處水份較高，**真菌易滋生**。
	各種女性癌症	**雌性激素**可由脂肪細胞產生，動物實驗顯示某些雌性激素過多會**助長癌細胞的發展**。
懷孕的危險性		**分娩較困難**，若需用麻醉劑，劑量要增加。
外科手術的危險		麻醉劑用量增加和傷口感染的機率較大。
死亡率高 壽命短		如上所述的各種致病危險因子。

073 什麼是腰臀比？
為何現今強調要量腰圍？

腰圍是反映體脂肪總量和脂肪分佈的綜合指標，簡單來看，腰臀圍比值越大，腰腹或內臟就有可能堆積更多的脂肪。

上文所述的**身體質量指數（BMI）**，原來的設計是一個用於公眾健康研究之統計工具，當我們需要知道肥胖是否為某一疾病的致病因時，可以收集計算一群相關人的BMI，再找出其數值及發病率是否有線性關聯。不過，隨著科技進步，現今BMI只是一個參考，真正要評估一個人是否肥胖，**體脂肪率**比BMI更準確、而「腰圍身高比」、「**腰圍臀圍比**」又比體脂肪率好。最佳的方法其實要看**內臟脂肪**（這需使用儀器測量），若內臟脂肪正常但體脂肪率高，並不算過胖（如日本某些相撲選手）。因此，BMI的角色也慢慢改變，從醫學上的用途，轉為一般大眾**瘦身纖體**的簡易指標。

由於BMI無法把體脂肪計算在內，所以BMI超重者實際上可能並不肥胖。舉個例子，一個練健身的人，體重有很大比例的肌肉，他的BMI可能會超過30，如果身體的脂肪比例很低，那就不需要刻意減重。肥胖的定義是指體內脂肪過多（脂肪細胞變大且數目增加），正常體脂肪含量（以體重為準）男性為12～20％；女性是20～30％。

腰臀圍比值（waist to hip ratio calculator；**WHR**）是指腰圍除以臀圍的值。腰圍是反映體脂肪總量和脂肪分佈的綜合指標，臀圍則是表示髖部骨骼和肌肉的發育情況，因此，簡單來看，WHR值越大，腰腹或內臟就有可能堆積更多的脂肪。體脂肪之分佈可分為上身與下身肥胖兩型，上身肥胖型比較有心血管疾病、高血壓、糖尿病等慢性病的危險，故可利用WHR值來評估，若**男性大於0.9，女性大於0.85**，則為上身肥胖。另外，皮下脂肪層的厚度增加也反映出體內的脂肪過多。

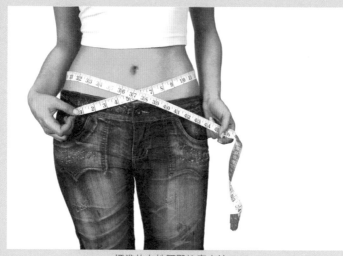

標準的女性腰臀比應小於 0.85

狀　態	BMI	加上WHR的 疾病危險率			加上體脂肪（%）的 疾病危險率		
一般 標準	18.5〜 24.0	男 < 0.9 女 < 0.85	男 > 0.9 女 > 0.85	男 > 1.0 女 > 0.95	男 < 25 女 < 30	男 > 25 女 > 30	男 > 30 女 > 35
理想 體重	22.0〜 24.0						
體重 過重	24.1〜 27.0	－	危險	高危險	－	－	高危險
中度 肥胖	27.1〜 35.0	高危險	高危險	**極危險**	－	危險	高危險
嚴重 肥胖	35.0	高危險	**極危險**	**極危險**	高危險	高危險	**極危險**

　　根據衛福部的資料和建議，將國人的BMI（理想體重）、腰臀比
（WHR）及體脂肪率指標，綜合整理於上表供參考。

074 醫師說我有「代謝症候群」，那是什麼意思？

代謝症候群是指有一些心血管疾病危險因子，經常聚合在一起共同表現如「三高」、心血管疾病的臨床表徵。

二十世紀中後期，美國醫界的教授們綜合各種研究成果，首次提出**X症候群**（syndrome X）與心血管疾病的關係，經過十多年的持續研究，目前將這這症候群正式名為**代謝症候群**（metabolic syndrome）。

代謝症候群（右頁表列出的五項指標中，有任三項即代表是有代謝症候群）是指有一些**心血管疾病危險因子**如「大腹便便」、肥胖、胰島素阻抗、高血糖、血脂異常、高血壓等，經常聚合在一起共同表現的臨床表徵。雖發現這些因子有**聚集現象**，但造成的原因還是**未知**（所以稱為X），這也是醫學研究者亟欲想知道的「蛋生雞或雞生蛋」問題——究竟是代謝（X）症候群導致糖尿病、高血壓、心臟病、中風等，還是這些疾病引發代謝（X）症候群。有關代謝症候群的定義及臨床指引，目前國內外尚未有一致的說法，較廣被接受的是2001年美國的國家膽固醇教育計劃（NCEP）所公佈的**成人治療報告III**（ATP III）。NCEP為了提供醫師治療心血管疾病危險因子的指引及方針，強調除了嚴格控制血脂外，還必須**防治代謝症候群**。ATP III裡面有提到一項簡易的指標——自我量腰圍。台灣的指標除了參考NCEP定義外，亦考量「**全國國民營養調查**」的結果，**下修腰圍標準**。

根據NCEP的定義，美國人有代謝症候群的比例約22.5 %，總人數比糖尿病4 %盛行率換算的病人數要超過許多。台灣針對代謝症候群的全面性調查還在進行中，以現有的結果預估，依台灣的「腰圍標準」，代謝症候群的盛行率在男性和女性分別是**23.8 %**、**17.7 %**，此數字同樣比糖尿病的4～5 %要高很多。

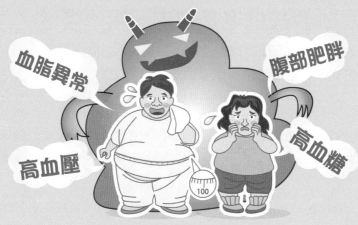

防治代謝症候群的衛教圖

代謝症候群的指標

指　標	數　值
血壓	≧ 130 / 85 mmHg
空腹血糖值	≧110 mg/dl
三酸甘油脂	≧150 mg/dl
「好的」膽固醇 （HDL-Chol.）	男 ≦ 40 mg/dl 女 ≦ 50 mg/dl
腰圍 cm 以肚臍為中心	男≧90；女≧80 （美國標準為102、88）

　　治療代謝症候群之首務是**減肥**與**運動**。體重減輕可立即看到**壞的膽固醇**（LDL-Chol.）下降的成果，也同時降低代謝症候群中其他的危險因子。而運動可以降低**極低密度脂蛋白膽固醇**VLDL-Chol.，並使**好的膽固醇**（HDL-Chol.）升高，還有減少**胰島素拮抗作用**、降低血壓、改善心肺功能等效果。

075 我最近老是口渴、喝水多、常跑廁所，是糖尿病嗎？

雖然糖尿病患者初期沒有明顯的多渴、多喝、多尿「三多」症狀，但反過來看，有了「三多」症狀應該是得了糖尿病。

一般人血中的葡萄醣值會隨饑餓、飲食而有所高低起伏，經胰島素的調節機轉，使血糖維持在一定的水平。因此，無論您是年輕型（遺傳）或中年型（肥胖、高血壓）糖尿病潛在的「正常」成人，務必要執行多次的血糖檢查才能判別是否已有糖尿病。多數糖尿病人初期並特別的不適或臨床病徵，通常是透過血糖篩檢（如健康檢查）才被發現。至於已察覺有典型的**高血糖症狀**如多渴、多吃喝、多尿（俗稱「三多」），甚至體重下降、疲倦、肌肉痙攣、腹痛嘔吐、嚴重時嗜睡、意識不清等，更要勤做檢查、就醫用藥和以運動、飲食來控制血糖。

糖尿病可說是一種「老」病，從它的英文病名diabetes mellitus可知糖尿病為何被列入與「營養、代謝」有關的綜合病症，中醫也根據臨床上所謂的「三多」症狀加上消瘦而名為「消渴」。因此，一般認為糖尿病的發生與不良的飲食結構和習慣關係密切。不過，筆者認為糖尿病的病因並不單純，上述那句話應該改成：**糖尿病的防治與戒除「現代化」不良的飲食結構和習慣有重大關連。**

因長期高血糖所導致的全身性各器官慢性併發症有**腎臟病變**（據統計，三位洗腎者中有一人是糖尿病友）；**眼睛病變**（如長期泡在高血糖下的視網膜小血管傷害）；**神經病變**（神經系統受到破壞、功能缺損，如腳痛、對光適應差、易跌倒等）；**大血管或下肢靜脈病變**（如腦中風、心肌梗塞、小腿或腳潰爛）。因此，一般人對糖尿病的印象可能還停留在──若血糖控制不好就有機會發生瞎眼、截肢等駭人併發症，但臨床上常見糖尿病人的主要死因其實是**心血管疾病**。換句話說，得了第二

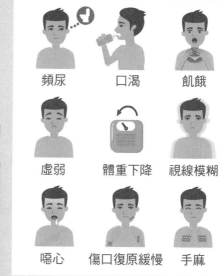

頻尿	口渴	飢餓
虛弱	體重下降	視線模糊
噁心	傷口復原緩慢	手麻

常見的糖尿病病徵與症狀

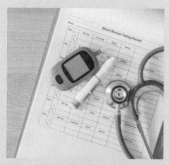

控制血糖與確實執行糖尿病治療計
劃是很嚴肅的事

型（主要是肥胖引起）糖尿病的人，等於就是心血管疾病**高危險群**。因此，糖尿病人千萬不要以為**只把血糖控制下來**就高枕無憂，因為伴隨肥胖及高血糖而來的**高血壓、高血脂**（俗稱「三高」）也是心血管的**隱形殺手**（invisible killer）。令人憂心的是，糖尿病人的心臟病常是靜悄悄地來，不像非糖尿病人的心臟病常有胸痛、心跳加快、呼吸急促、盜汗等**「先兆」**。在毫無查覺甚至沒有感覺的情況下發作，糖尿病人因心臟病猝死的機會比其他人高。

076 醫師說可以靠日常飲食來控制血糖，我該怎麼做？

目前醫界先教育糖尿病人改進不好的飲食習慣、嚴格控制飲食內容、經常性運動、自我管理血糖值，最後才考慮用藥。

我們身體把澱粉食物分解及轉變成結構較小的單醣（如葡萄醣），而吸收葡萄醣要靠胰臟所分泌的胰島素協助，它可以幫忙分解後的葡萄醣進入細胞內，提供身體能量。當我們的胰臟功能退化（老化）或其他生理因素（肥胖），導致胰島素分泌不足或合併**胰島素阻抗**作用，使得血中的葡萄醣過高，若持續的高血糖而引發症狀時，即是俗稱的**糖尿病**。糖尿病是需要終生「奮戰」的慢性病，目前**尚無法根治**，但可以及早發現、提早治療，並將血糖控制在理想的範圍，避免後續併發症，維持良好的生活品質。所以，糖尿病防治的重點是**早發現、常追蹤**和**監控血糖值**，預防**嚴重併發症提早發生**。

目前醫界對糖尿病的治療已有共識，先教育病人**改進不好的飲食習慣、嚴格控制飲食內容、經常性適度運動、自我管理**（監測）**血糖數值**，最後才考慮用藥。另外，在治療期間，患者若不忌口，無論口服藥或胰島素針劑的效果將打折扣，甚至毫無用處。 關於糖尿病患者的「飲食禁忌」整理於右頁表。先說明有些食物如豆類及其製品的「本質」不錯，只是，糖尿病人不宜多吃。

台灣醫界一般對糖尿病建議之飲食指南分述如下。一、糖尿病飲食首重**熱量控制**：以平常飲食為基礎，藉調整熱量、蛋白質、脂肪及醣類的攝取，達到控制糖份代謝異常的一種**習慣**。二、飲食控制的目的：1.適量、均衡的營養，以維持理想體重及正常的代謝。2.患者的血糖和血脂肪值控制在正常範圍內。3.避免或延緩糖尿病併發症的發生。三、糖尿病人的飲食原則：遵循專業的飲食計畫，均衡適量攝取六大類食物，避免喝酒、多運動，以維持理想體重。定時定量，方便

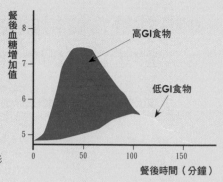

食物 GI 值高低與升糖情形

禁忌飲食	理　由	食　物　內　容
含糖飲食	糖份直接被吸收，血糖上升快速。	麥芽糖、冰糖、各式砂糖；碳酸飲料；巧克力、糖果、甜糕餅；果醬、煉乳；霜（冰）淇淋；水果罐頭、濃縮果汁。
過於軟爛食物	澱粉久熬大都轉換成糊精，易被吸收消化，血糖迅速上升。	粥、米糊；煮爛麵條、米粉、粿。
酒精飲料	每克乙醇約可產生七千大卡熱量。使用胰島素患者若空腹飲酒，易引發低血糖。	啤酒、烈酒、薄酒、保力達之類。
高膽固醇食物	糖尿病人的醣類代謝已失調，必會牽動脂質代謝也異常。	奶油；各種動物性油脂、肥肉、內臟。
高糖份水果及其製品	水果的果膠雖可延緩葡萄醣被吸收，但應食用低糖水果。	荔枝、龍眼（干）、甘蔗、紅棗；柿餅等。
助熱生火、辛燥傷陰食物	中醫認為糖尿病體質是「陰虛為本、燥熱為標」，不宜多吃。	韭菜、芹菜、蒜苗；薑、辣椒；茴香；羊、鹿肉及其滷製品。
黃豆及其製品	糖尿病易併發腎病變，蛋白代謝異常不宜多吃動植物蛋白。	豆漿；豆腐、豆干、豆皮、豆包等各式素豆製品。

的話可少量多餐（一天五至六次）。四、後天第二型糖尿病患者的飲食：通常合併中高齡、體重控制概念，即高纖、新鮮、少油、少鹽。

五、備有「**常見食物GI值（升糖指數）與熱量表**」供飲食參考。

077 我經常覺得頭痛、頭暈、 脖子緊緊的，該怎麼辦？

病人自述的頭痛、頭暈等通常較複雜，應先去掛神經內外科門診。若加上脖子緊緊的則可能是有腦心血管疾病的問題。

一般人對自述的頭痛、頭暈等毛病，通常較複雜且易混淆，連醫師（不管那一科）都覺得很「頭痛」，無法立判或「盡信」病人的各種描述。舉兩個淺顯的例子，例如一般人大都無法正確描述「頭痛」或「偏頭痛」的不舒服，腦神經內科醫師通常會用「反問證」的方法來做初步的了解，因為對醫師來說，一般頭痛與偏頭痛在診治的思維或方向是不太一樣的。另外，一般人也不易正確描述「昏厥dizzy」或「暈眩giddy」，因為昏厥（頭昏眼花）大都與血壓或腦心血管病變相關，而許多的因素都會造成暈眩的症狀，如貧血、自律神經功能異常、內耳不平衡等。其中又以內耳的前庭平衡器三半規管出問題所造成的暈眩最常見（要看耳鼻喉科）。

以筆者多年醫檢師的經驗或以健康檢查的見解來看，我將「對於民眾自述的頭痛、頭暈、脖頸緊緊的症狀」可能原因分述如下，並將可能可以找出病因的相關健檢項目整理於右頁表供參考。不過，還是那句老話：「當身體有任何不舒服時，趕快去看醫生！」

一、因糖尿病、腎功能不良、肝病、溶血性疾病、某些炎症等引起之長期疲勞所導致的頭痛問題。

二、血糖、血壓太高或太低以及腎性高血壓、某些自體免疫疾病，會有盜汗、頭暈、頭頸僵硬等症狀。

三、動脈硬化、栓塞；中風；心血管疾病等的前趨症狀大多有頭暈、頭頸僵硬的情形。

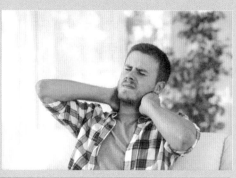

經常不明頭痛、頭暈加上頸部僵硬要特別注意腦心血管疾病的問題

自覺 主訴症狀	可能相關的保健檢查 （實驗室檢驗）	說明及注意事項
頭 痛	血液常規檢查 CBC	
	尿液常規檢查urine routine	主要是看尿糖；腎功能損害；長期疲勞、肝病、溶血性疾病所引起的頭痛。
	飯後血糖blood sugar PC 糖化血色素HbA1c	血糖高低有時會有頭痛或頭暈、盜汗問題。
	C反應蛋白 CRP	某些炎症有頭痛問題。
頭暈、 脖頸緊緊的	量血壓 收縮壓：120-140； 舒張壓：80-90 mmHg	**高血壓**相關檢查。
	血糖 blood sugar 糖化血色素 HbA1c	血糖高低有時與頭暈、盜汗；血壓高低有關。
	腎功能檢查 血尿素氮 BUN、肌酐酸 Crea.	腎有問題→血壓高→頭頸僵硬等症狀。
	類風濕性因子 rheumatoid factor	自體免疫疾病引起頸硬。
	膽固醇 Chol.、三酸甘油脂TG、好的膽固醇 HDL-C、壞的膽固醇 LDL-C	**動脈硬化**、栓塞；**中風**；心血管疾病預防的檢查。
	高感度C反應蛋白 hsCRP	
	半同胱胺酸 homocysteine	
	肌酸激酶 CK、乳酸脫氫酶LDH	

078 我常覺得心悸、胸痛、脈搏異常，要如何處理？

心悸、胸悶、脈搏異常只是一種病徵而非疾病，醫生會先用「排除法」，但第一步還是要判斷出是否有立即的生命危險。

病人主述常有脈搏異常、心跳加快、心悸（palpitation）等問題，對醫師而言，可能覺得較單純也替您放心。安排一些檢查，根據檢查報告及理學問診，醫生會先從性別、年齡以及過去有重大或具危險性的疾病，採用「排除法」來告訴病人：「目前沒有立即、重大，或是致命性疾病的可能。」也就是說，第一步要能判斷出病患是否有立即的生命危險。

簡單說，一般心跳或脈搏不順的問題，經過反覆檢查（如心電圖，可參見170頁）無特別異狀，可能是自律神經失調的問題；另外還有一些可能是精神性（如經常性焦慮）狀況或甲狀腺機能亢進（這可靠抽血檢查結果來排除或確定）所引起的。但是若同時有胸悶甚至胸痛的感覺，則較令病人及醫師擔心，是不是跟心臟、肺臟或是心血管疾病相關。簡單說，就是會不會得了心臟病或是肺部重大疾病，尤其是心肌梗塞或肺癌？

所以，醫師通常會很注意以下幾件事：一、病患有無高血壓、糖尿病等慢性病史？是否規律服用藥物？二、病患有無開刀、重大手術的病史？三、脈搏跳動是否順暢，心臟聽診是否有明顯的心雜音？四、呼吸是否順暢，肺部聽診是否有異狀？五、一、兩年內是否做過健康檢查？等級如何、結果如何？六、病人的家屬是否有心肌梗塞、腦中風或肺癌、乳癌的家族史？七、是否就診過、服過藥物？效果如何？有關心悸、胸痛、脈搏異常，可能相關的病情和適用的健檢項目整理於右頁表供參考。

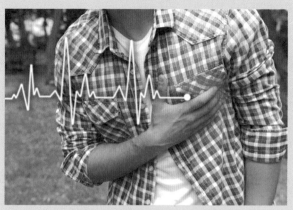

心悸、心律不整若伴隨有胸痛最好盡快就醫檢查

自覺 主訴症狀	可能相關的保健檢查 （實驗室檢驗）	說明及注意事項
心悸、 喘不過氣 胸悶、胸痛 心絞痛 心律不整、 脈搏異常	血液常規檢查 CBC	貧血、**血帶氧力**問題。
	肌酸激酶 CK 肌酸同功酶 CK-MB	**心肺功能**問題。
	血糖、乳酸 lactic acid 乳酸脫氫酶 LDH	
	肺功能、胸部X光 心電圖 EKG	
	胰澱粉酶 amylase、胰脂解酶 lipase	**胰、膽不適**有時會胸悶。
	胃幽桿菌抗体 H. pylori Ab	胃病、潰瘍、 「**火燒心**」。
	甲胎蛋白 AFP、 癌胚抗原 CEA	肝膽、消化道腫瘤。
	膽固醇 Chol. 好的膽固醇 HDL-C 壞的膽固醇 LDL-C 三酸甘油脂 TG、尿酸 uric acid	粥狀動脈硬化、栓塞； 中風；**心血管疾病預防**。

079 經常性疲勞是身體那裡出了問題？

「為何我總是那麼累」，這種疲勞的感覺雖因人而異，但它不是病而是綜合症狀，看醫生做檢查找出不明疲勞的真正病因。

經常聽到有人自問說：「為何我總是覺得那麼**累**（tired）？」成語「身心俱疲」也道出了前人已發現所謂的**疲勞**（fatigue）是有分生理性和心理性，加上一般人對疲勞的感受與認知不太一樣，也無法明確分辨體弱（weakness）或疲憊。所以扣除明顯原因（如連續工作或運動很長一段時間或經常性家事操勞）所導致的疲勞，其他不明原因的「經常性疲勞」可能是有病因性的綜合症狀表現，要盡快就醫檢查，查明真相，也許只是因飲食不均、缺乏維生素而已。

如果您生活作習和飲食正常，也沒有特別的生活（金錢）或精神壓力，但總是覺得做什麼事都提不起勁，睡了一整晚（可能睡眠品質不好），第二天老是感到疲憊、昏昏沉沉。這種「感覺」的經常性疲勞就不可等閒視之，疲勞幾乎是所有疾病的初期症狀，長期無法恢復的疲勞可能是一種警訊，提醒我們身體可能那裡出了問題。長期不解決，只會加重原本的疾病，甚至導致「過勞死」！

近年來，醫界發現因疲勞而求診的病患逐年增多，並且找不出疲勞原因的病例也愈來愈多。因此，西方醫學有人專門研究這個問題並創出「**慢性疲勞症候群**chronic fatigue syndrome；FTS」這個名詞。根據研究，超過九成的慢性疲勞症候群病患，有**姿態性低血壓**的問題，常見於女性朋友身上。過去的臨床觀察，醫師一般認為「經常性不明疲勞」最可能的原因有：一、血壓問題（太高或太低，腦部血液循環不良）。二、長期貧血。三、肝腎功能異常。四、血糖過高或太低的問題。五、甲狀腺功能亢進。六、不明的發燒或炎症。特將經常性不明疲勞的可能原因及其相對應的健康檢查項目整理於右頁表供參考。

慢性疲勞症候群
常見症狀

疲勞

偏頭痛

記憶或
專注力下降

睡眠問題

肌肉緊繃

喉嚨疼痛

慢性疲勞的基本症狀

自覺 主訴症狀	可能相關的保健檢查 （實驗室檢驗）	說明及注意事項
經常性 不明疲勞	血液常規檢查 CBC	貧血、帶氧不足易疲勞。
	血糖 blood sugar PC 糖化血色素 HbA1c	**初期糖尿病**易有疲勞感。
	C反應蛋白 CRP	不名發燒、炎症。
	轉氨基酶 GOT、GPT 鹼性磷酸酶 Alk-P、 轉移酶 γ-GT	**肝功能異常、肝炎。**
	A、B、C肝炎病毒抗原抗体	**病毒性肝炎。**
	血尿素氮 BUN、肌酐酸 Crea.	腎功能異常易疲倦。
	三碘甲腺素 T3、甲腺素 T4 甲狀腺刺激素 TSH	**甲狀腺功能亢進。**

080 我有四肢無力、浮腫、冰冷、易麻痺等毛病，怎麼辦？

有關四肢無力、浮腫、易冰冷、麻痺等，通常屬於多種病症的綜合表現，就醫問診時仔細描述及告知過去病史很重要。

不少人一到冬天常覺得手腳冰冷，嚴重時還會讓人睡不好，不要小看手腳冰冷，其中可能有潛在的健康警訊。無論中西醫大都認為，手腳冰冷多半是血液循環不良，若本來就有其他慢性病（如高血壓、糖尿病），一定要規律服藥、就醫檢查，避免發生嚴重後遺症。一般醫師表示，天冷易手腳冰冷，尤其是老人家或慢性病患，可能有**血管硬化**等問題。**四肢的血液循環**本來就**不好**，氣溫一降更容易手腳冰冷，老人家腳部冰冷會讓知覺變遲緩，走路時可能會不穩而跌倒，建議天冷時，要常用大約40℃的溫熱水泡腳來舒緩。年長女性若手腳冰冷，主要是更年期過後無**雌激素**保護，且冠狀動脈硬化機率增高，且會出現眩暈、胸悶痛、心悸、盜汗、耳鳴、腰膝痠軟等症狀，所以，中醫強調**補腎填陰**。手腳冰冷若伴隨胸悶千萬別輕忽，因為手腳距離心臟遠，當循環不佳時，也可能是心肌缺氧所引起的胸悶、心悸。 若是手腳冰冷伴隨心悸，尤其傍晚時易疲倦無力，醫師說，這可能是血液循環不好，加上個性急躁導致交感神經興奮、心跳加快。這類民眾常出現心悸、心煩、多夢、口唇顏色淡、氣色不佳等症狀，可用藥物或食療來補血，促進血液循環、穩定自律神經。根據中醫師的建議：要避免手腳冰冷，平時可多拍打兩臂手肘處，此處為肺經、心經、心包經等經過處，藉由拍打能促進血液循環，不僅有助活化免疫系統、穩定自律神經，還可促進氣血循環。

至於最方便的飲食保健法，是每天可吃10～20克富含纖維及不飽和脂肪酸的堅果類，以預防心臟疾病（堅果食物能防止膽固醇堆積血管中）。另外也可吃蒜頭雞湯改善手腳冰冷，有助延緩動脈阻塞、修補

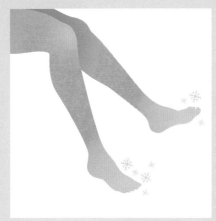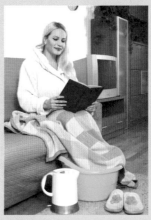

四肢尤其是腳覺得冰冷時泡熱水最好又方便

自覺 主訴症狀	可能相關的保健檢查 （實驗室檢驗）	說明及注意事項
四肢無力、 浮腫 手腳冰冷、 易麻痺	血液常規檢查 CBC 鈣離子 Ca	貧血、帶氧不足時易感覺 四肢冰冷。
	血糖 blood sugar 糖化血色素 HbA1c	初期**糖尿病症**。
	C反應蛋白 CRP 類風濕因子 RF等自體免疫檢查	不名炎症。 **自體免疫疾病**。
	全蛋白 TP、 白蛋白 albumin、A/G比	蛋白、滲透壓失衡；浮腫。

破損血管、促進血液循環，蓮藕排骨湯富含膠質，也有助於預防心臟血管脆化。

　　從上述內容可知，民眾自覺有四肢易冰冷，嚴重時甚至無力、麻痺、浮腫，大都與「氣血不足」、血液循環不良有關。排除神經失調及腦溢血、腦血管栓塞（大、小中風）等危險的腦心血管疾病外，另外還有的可能是與流感、貧血、不明炎症及自體免疫疾病所致，也特別整理於上表供參考。

081 常有腰痛、血尿、尿少、夜間頻尿是什麼問題？

若您向醫師自述常有腰痛、血尿、尿少、夜間頻尿等問題，還未做檢查前醫師心理已八九成有譜這是尿路結石。

在上文第6章「尿液的外觀檢查」裡曾提到，臨床上，常可見到比較「嚇人」的肉眼血尿，這大多是下尿路如膀胱、攝護腺或尿道的出血（顏色鮮紅甚至有血凝塊）所造成的。若伴隨有其他臨床症狀，如**後腰絞痛**（腎臟、輸尿管結石）；**尿流突然中斷**（膀胱、尿道結石）；**排尿困難**（攝護腺炎、癌、腫）；**尿路刺激感**（泌尿系統感染）等。可讓醫師縮小病因診斷範圍，

尿路結石是指泌尿系統（包括腎臟、輸尿管、膀胱、尿道）中有**結晶物質**如**草酸鈣、磷酸鈣、尿酸**等存在，其發生與成因詳見後文（176頁）。通常易造成尿液結石的原因主要是**代謝方面的障礙**如副甲狀腺機能亢進；高尿酸血症；草酸代謝不全、遺傳性胱胺酸代謝失能，以及**攝取過量的維生素D或鈣**等。解決結石的問題，基本上就只有兩條路：一是移除「現有障礙」；二是避免「再生」。排除問題除了因結石太大顆卡住腎盂或腎小管通路，無法自行或藉震波碎石擊破而尿出（要靠手術夾出大結石），所導致的長期「腎臟像泡在廢尿」之傷害腎功能較值得注意外，剩下的都好處理。即使是無法改變的「基因遺傳」所致的「持續好發」，也可透過避免性飲食及多喝水來防止，例如因尿酸過高（基因問題）所引起的腎結石患者，要對高普林類食物（如動物內臟、魚皮、蘆筍、香菇、豆製品等）忌口。

另外，中老年人若有頻尿，但有時又覺得排尿「卡卡的」，則要注意是否有糖尿病或攝護腺肥大甚至腫瘤的問題。因此，將這些與排尿有關的自述症狀可能代表的臨床意義及相對應的檢查項目，整理於右頁表供參考。

攝護腺良性肥大

正常攝護腺

膀胱

尿液

正常
攝護腺

正常
尿道

肥大攝護腺

膀胱

肥大
攝護腺

尿道
壓迫

模擬圖示攝護腺良性肥大壓迫到尿道

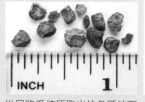

INCH　　1

從尿路系統所取出的各種結石

自覺 主訴症狀	可能相關的保健檢查 （實驗室檢驗）	說明及注意事項
腰痛、 四肢浮腫 血尿、發燒 少尿、多尿、 夜間頻尿	尿液常規檢查 urine routine 血液常規 CBC C反應蛋白 CRP	尿液評估。 血液評估、發炎。
	血糖 糖化血色素 HbA1c	糖尿病多尿症狀。
	尿酸 uric acid 結石成份分析 stone analysis	腎、腎管結石； 輸尿管、膀胱結石。
	血尿素氮 BUN 肌酐酸 Crea.	腎功能不良。
	攝護腺專一性抗原 PSA 攝護腺酸性磷酸酶 PAP	攝護腺肥大、發炎、腫瘤。

082 心臟有時會不正常的跳動，是出了什麼毛病？

就診主述心悸者很常見。雖然大多是良性的且不一定會造成危害，但心悸也有可能是嚴重心臟病的警訊，

在人體循環系統中，心臟可說是扮演火車頭的角色。在右心房的後上方有一群具有發電功能（猶如發電機）的細胞聚集稱之為**竇房節**（sinoatrial festival），其產生的電經由心臟內的傳導系統傳至心房及心室，啟動心房及心室的收縮造成心跳。靠著心跳規律且有效的收縮，才能將血液輸送至身體各器官組織。一般人的心跳在正常休息時為每分鐘60至100下之間，而且跳動規律。在運動時心跳會加快，睡覺或休息時則會減緩，吸氣吐氣時心跳速度也不相同。正常人在靜止狀態時通常是不會感覺到自己的心跳。

心悸是我們自覺心臟跳動異常之一種不適的感覺，通常是心臟收縮太強、太快或心跳不規則所引起。多數是陣發性的，也可能是持續的。心跳速率可能是真的很快，也可能是心跳速率正常但跳動不規律，甚至於心跳是完全正常的。有些病友可能合併有胸悶、呼吸困難、頭暈、盜汗等症狀。引起心悸的原因大約可歸因於以下幾類：一、心律不整：即心跳異常的一個總稱。二、心臟神經官能症：發生於焦慮症、恐慌症，壓力大或神經緊張的病人。三、新陳代謝異常：如甲狀腺機能亢進、貧血、發燒、低血糖症等。四、飲食、藥物所引起：菸酒、檳榔、茶或咖啡等，以及醫療上用於治療氣喘、鼻塞、流鼻水之藥物也可能造成心悸。

一般而言，醫師在詢問病人的病史與症狀後加上基本的理學及心電圖檢查，對心悸的原因可以有初步的了解。因為心悸只是一種症狀，引起的原因相當多，所以必須依檢查診斷出的病因來治療。

心電圖（electroc(k)ardiograph ECG；**EKG**）是相當重要的一項**心**

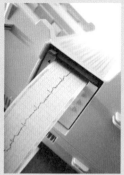
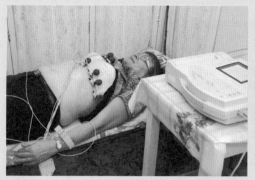

心電圖電極位置及報告紙列印

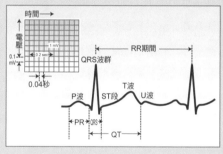

正常心電圖

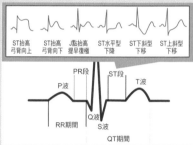

異常心電圖的分型

臟功能檢查，藉由圖形將心臟傳導系統所產生的電氣生理表現記錄下來，藉此了解心臟的活動情形及心搏（跳）是否正常或心臟每次收縮所產生的P、Q、R、S、T等波形（上圖）是否規則？EKG的檢查目的是用來了解心臟的活動情形，雖不能反映心臟的結構變化，但可診斷**心律不整、心肌肥大、心肌梗塞、心包炎**以及藥物對心臟之影響等病症。當心電圖上出現異常，顯示心臟可能有某種障礙，可用來及早發現心臟的疾病。

083 為什麼有些人喝酒臉不會紅？

有人認為喝酒臉會紅是肝臟不好，另一派人則視為是肝臟的代謝好所致，這幾乎對立的看法，讀完本文後可得到解答。

相信大家都有這樣的經驗，一群人在喝酒的時候，大多數的人喝一、兩杯（特別是烈酒）就臉紅，有人卻是千杯不紅、不醉？這時就會有人說**喝酒會臉紅是肝不好**（無法代謝酒精），所以一下就醉了（其實，臉紅與酒量好不好的易醉又沒有一定的關聯性）。偏偏有其他人說這是肝好的現象，到底喝酒時會臉紅是肝功能良好或是不好呢？要知道這兩者之間有沒有關係，就要先了解酒精的代謝過程。酒（beer；wine；liqueur；spirit），是因為這種飲料裡含有不等濃度的酒精（alcohol）。酒精的化學名是乙醇（ethanol），喝了酒，乙醇被腸道吸收後隨著血流來到肝臟，乙醇被肝細胞內的脫氫酶（alcohol dehydrogenase）轉換成為乙醛（acetaldehyde），乙醛再會被乙醛脫氫酶催化、氧化成無害的乙酸，而乙酸再經由其他代謝途徑形成水與二氧化碳。此時可說是——肝臟已把酒精完全代謝掉了。

臨床上研究證實，一般造成喝酒後會臉紅的元兇其實是乙醛，因為乙醛會刺激血管，讓微血管擴張，微血管一擴張就會讓皮膚看起來比較紅，所以有些人喝了酒之後，不只是會臉紅，有時連耳朵、脖子、身體都會紅通通的。既然每個人的肝細胞內都有乙醛脫氫酶，那為什麼有人喝酒還是會臉紅？其中的差異在於乙醛脫氫酶會因為每個人的基因不同而有不同的代謝活性，若喝酒喝得太快，加上肝細胞代謝乙醛的速度比較慢時，自然就會出現面紅耳赤的情況。另外，臉容不容易紅，還涉及了「臉皮厚不厚」（臉部的皮下脂肪）的問題，因為皮下脂肪厚可擋住臉上微血管擴張所造成的潮紅。所以，臉皮「薄」的人（或許如紅臉關公），平常沒喝酒也會因高血壓、興奮、緊張、運動、發燒、過敏等引發微血管擴張而讓臉紅紅的。

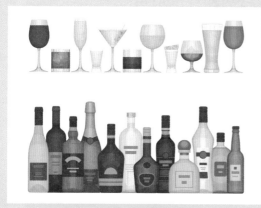

含有酒精成份的飲料才叫做酒

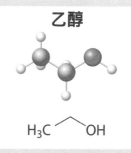

酒精成份即是乙醇

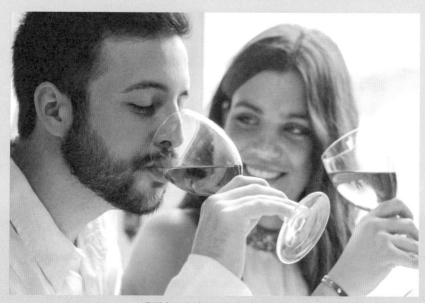

喝酒會不會臉紅不分人種、男女

084 醫師說我有骨質疏鬆症，
抽血檢驗看的出來嗎？

近年來，骨質疏鬆症普遍受到重視，臨床上已有良好又方便、經濟的血液、尿液篩檢診斷工具，可供民眾選擇。

從電視廣告和以健康為主的談話性節目所討論內容之多，即可明白**骨質流失**的問題有多夯！各種補鈣質奶品、保健食藥物都很熱銷，但在一股腦「補鈣、補維生素D₃」的催化之前，您可知道骨骼密度的情形、骨質是否已疏鬆？是生理還是病理所造成？

所謂的**骨質疏鬆症**，按照英文osteoporosis字面上的解釋就是「多孔的」骨骼，是一種全身性骨骼代謝障礙的疾病，骨組織的顯微結構受損、鬆脆，容易發生骨折。根據聯合國世界衛生組織WHO對骨質疏鬆的定義，以健康成年女性的**骨絡礦質密度**（bone mineral density；BAD）為基準，若低於2.5個標準差（－2.5 SD），即代表有這方面的病症。骨質疏鬆患者最容易發生骨折的部位是**髖部**、手臂（通常在腕部上方）以及脊椎。引起骨質疏鬆症的主要原因有兩個，分別為**更年期**和**老化**。踏進更年期的「熟女」，因女性生育荷爾蒙改變，骨質慢慢流失。老化則很容易理解，無論男女，四十歲以上者，骨頭的溶解速度逐漸超過合成速度，而且隨著年齡增長，骨骼的質與量漸減，只是「美魔女」更形嚴重，骨質流失速度更快。據國外的統計，老年人患病率男性為60.7%，女性則高達90.5%。三十五歲以後，我們的骨質平均每年減少1%。

探究骨質疏鬆症的病因，醫界普遍認為是由遺傳、種族、性別、運動、**激素**、**年齡老化**、**飲食營養**及其他慢性疾病等多重因素交互影響下的複雜結果。基本上，若我們從飲食中所攝取的鈣和維生素D不足，為了達成生理正常運作而彌補，身體需不斷仰賴從骨骼移出鈣來補充，因此造成骨骼多孔的現象。

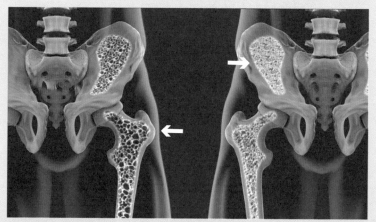

左邊是已發生骨質疏鬆（箭頭）的現象，最常見的部位是髖部（箭頭）關節

　　骨質其實是動態代謝的，三十歲前以平均三年全面更新的速率不斷地進行「重整」，即先由**噬骨細胞**毀損老舊的骨質；而**造骨細胞**則負責合成新生的骨質，年紀漸長的正常生理骨質流失即是**噬骨細胞比造骨細胞活躍**。體骨骼的「質量」可用骨頭「密度」來表示，名為**骨質密度**（簡稱骨密）。骨密自出生後會隨著年紀而增加，約在三十歲左右達到高峰，之後將逐年流失。若速度快加上飲食不均衡或骨骼生病時，使得原本較緻密的bone matrix呈現孔隙變大、中空的現象，即出現了所謂的**骨質疏鬆**。近年來，由於骨質疏鬆症受到普遍的重視，臨床上需要良好的診斷和監測工具，所以，除了傳統用儀器如X光、**超音波掃描、骨密儀**來檢測外，方便、經濟的**血液、尿液篩檢**或**動態監控骨質代謝**的檢驗方法再度熱門起來，粉墨登場。例如**骨鈣素**（osteocalcin）**檢測**；**骨質流失**指標（如血中的骨基質分解物 **β-CT$_X$**；出現在尿液的**NT$_X$**；**DPD**）以及測定**骨質特異性鹼性磷酸酶**（bone alkaline phosphatase；**BAP**，Ostase®）。

085 檢查出來我有腎結石，
是鈣片吃太多嗎？

雖然幾乎八成的尿路結石結晶物成份含有鈣，但是否因鈣片吃太多導致血鈣或尿鈣過高而引發結石則有待進一步檢查。

人體之無機元素中以鈣（calcium）的含量最多，正常成人約有一公斤的鈣以**磷酸鈣鹽**或其水合物型式存在於骨骼和牙齒中，血液裡的鈣僅300毫克。總數約有5克的骨骼外表鈣質隨時與血鈣相互轉換，保持動態平衡，並分別受副甲狀腺荷爾蒙（parathyroid hormone；PTH）、維生素D$_3$、抑鈣素（calcitonin）的影響。鈣質代謝雖以PTH、calcitonin的調節為主，但血液酸鹼度、營養狀態、維生素D$_3$及腸道吸收、腎臟排泄也有一定程度的關聯。飲食鈣（如吃鈣片）主要在十二指腸前端被吸收，較酸的環境及足量的維生素D$_3$有助於鈣質吸收，腎臟、泌尿系統則是「多餘」鈣的主要出口。

尿路結石是指泌尿系統（包括腎臟、輸尿管、膀胱、尿道）中有**結晶物質**如**草酸鈣、磷酸鈣、尿酸**等存在。結石最常形成的部位在**腎臟（95％）**，然後順著尿液，結石會從腎臟掉入輸尿管、膀胱和尿道。結石大多是兩種以上的化合物結晶而成，常見有草酸鈣、磷酸鈣、尿酸、磷灰石、磷酸胺鎂、胱胺酸等結石。幾乎80％的結石含有鈣，所以，測定尿液中鈣含量可作為尿路結石的初步檢驗，以明白結石的誘發原因。至於，若病人自行「撿拾」起尿出來的結石，送到實驗室所做的**結石分析檢查**（stone analysis）可視為「直接證據」。

若因排尿量少，除了易造成結石成分的晶體濃度增加外，尿液的酸鹼值也會影響晶體的溶解度，當小便滯留加上異物（如留置體內之導尿管或輸尿管導管）存於泌尿道中，時間一久會被沉澱物包起來而成為結石。易造成尿液結石的原因還有**代謝方面的障礙**如副甲狀腺機能亢進；高尿酸血症；草酸代謝不全、遺傳性胱胺酸代謝失能，以及**攝取**

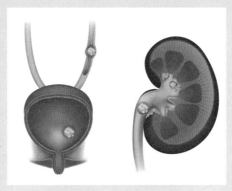

尿路結石大都源自腎臟，再一
路往下掉，可能卡在輸尿管、
膀胱甚至尿道。

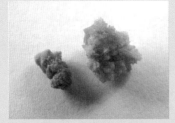

草酸鈣結晶的腎結石

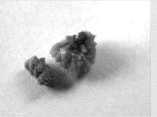

尿酸結晶的腎結石

過量的維生素D或鈣等。

　　尿鈣可反應體內鈣代謝的變化，是監測尿路結石及骨質疏鬆等骨
骼變化的重要指標。執行尿鈣、血中鈣、磷和鹼性磷酸酶之生化檢
查，可評估骨質的代謝狀態。有關結石的流行病及營養學研究，整理
出以下幾個重點：一、結石好發於三十至五十歲（小孩及老人較少），
男性是女性的二至三倍。二、有尿路結石家族史者，其罹病機率較平
常人高三倍。坐辦公桌的白領階級，結石機會是勞動者如農夫的二十
四倍。三、夏天是結石的「旺季」，可能因為夏季排汗多，相對尿量
變少、尿中草酸鈣濃度變高。其次可能是在夏天時蔬果食用較多，也
易使尿中的草酸變多。四、喝牛奶、硬水和**礦泉水**都不會增加尿路結
石的機率。五、初患結石的人，不必忌喝牛奶。骨質疏鬆症危險群同
樣要補充鈣質，只是別忘了多喝水。經常復發的結石患者，最好做代
謝分析及進一步的檢查，看看有無潛在的代謝病因，才能對症治療。

086 小便的顏色偏紅棕色，怎麼辦？

小便的顏色由正常黃色變成黃紅褐色，簡單說即是血尿。但不要驚慌，趕快去看醫生，因為「潛血血尿」更令人擔心。

在上文第6章「尿液的外觀檢查」裡曾提到，臨床上，常可見到某些「怪」顏色的尿，可能與一些疾病有關。

正常新鮮的尿為淺黃色，這是因為小便中有一種黃的尿色素。但有時會隨著喝水及排汗量的多寡（尿濃縮），而稍有改變，甚至會因服用某些食物或藥物而改變尿液的顏色。例如吃過甜菜、黑莓、火龍果等顏色較深的蔬果後，就會排出偏紅的尿液；服用某些抗結核藥物或非類固醇抗發炎止痛藥，也會讓尿液帶點橙紅色。所以，尿液顏色變紅，不一定是因疾病引起的，先別驚慌，最好立即就醫作檢查。

若排除了食、藥物的影響而持續呈現黃紅棕色尿液，即是真正的血尿，簡單說，血尿就是尿裡有紅血球。如果尿裡只含有少量的紅血球，肉眼無法分辨，頂多就是尿的顏色過深，**偏黃棕色**。其實，當每公升的尿液含有1毫升以上的鮮血時，這種比較「嚇人」的肉眼血尿，大都是下尿路如膀胱、攝護腺或尿道的出血，顏色鮮紅甚至有血凝塊。以醫師的眼光，這種引發「嚇人血尿」的病因較單純也易診治，常可伴隨臨床症狀，縮小病因診斷範圍，例如**後腰絞痛**（腎臟、輸尿管結石）；**尿流突然中斷**（膀胱、尿道結石）；**排尿困難**（攝護腺炎、癌、腫）；**尿路刺激感**（泌尿系統感染）。

另外，若經尿液潛血反應檢驗，發現是因為上尿路如腎臟、輸尿管的長期慢性出血，這時可能是腎絲球出了問題、腎血管性疾病或腎臟腫瘤，應加以注意。

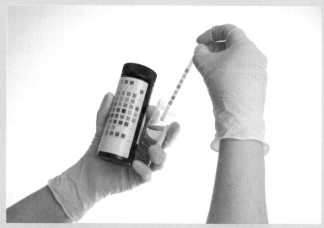

無論是何種血尿，就醫作檢查才是最重要的動作

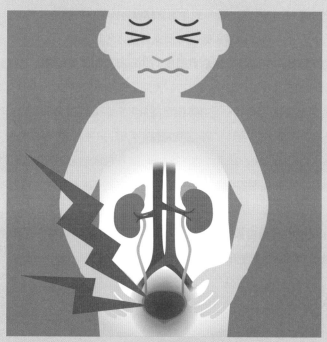

下尿路系統出了問題常導致「肉眼血尿」

087 小便起泡久久不散，是腎臟出了問題嗎？

當小便起泡久久不散，可能是近日高蛋白飲食過量，但要做檢查看看是否因腎病引起的蛋白尿？

　　根據一般腎臟科醫師指出，許多人都以為尿裡有泡泡，就一定是蛋白尿，其實不然，有可能前一天晚餐吃了太多的肉或蛋等高蛋白食物引起。腎臟是排除蛋白質代謝產物的主要器官，經過一整晚的代謝，尿液中的尿素增加，小便就容易出現泡泡。

　　要如何判斷是否有蛋白尿？一般建議，可以仔細觀察清晨第一泡尿（因為睡了整晚沒喝水，尿液濃度增加）此時最為準確。如果是蛋白尿，泡泡通常較細、黏稠，可能過了十分鐘，泡泡依然存在。如果是腎疾導致的蛋白尿，最常見是**腎絲球發炎**所造成的慢性腎炎。

　　尿液可說是血液經腎絲球微血管壁之「超過濾」作用所形成的液體，腎絲球過濾液的蛋白質濃度約10～25 mg/dl，亦即每天約有18～45 g的蛋白質通過腎小管，其中大部份的蛋白質會被腎小管再吸收。由於正常人尿液中的蛋白質相當微量，正常上限約20 mg/dl，因此，以醋酸、磺基水楊酸試驗或尿液試紙等方法很難測得「蛋白尿」。

　　蛋白尿是指尿裡面的蛋白過多，有蛋白尿的人可能沒有症狀，若有症狀大多與**腎病**相關。蛋白尿往往是在執行尿液常規檢查時才發現的，當有蛋白尿的情況時首先須排除「偽陽性」的可能因素。例如要區別**間歇性蛋白尿**，然後參考受檢者過去是否有病史，並配合**尿沉渣**、血液**腎功能生化檢查**及用蛋白電泳技術來區別。

　　一般而言，腎絲球發炎可分為原發性及續發性，前者為免疫問題及基因特質；後者則包括肝炎、藥物、過敏原、感染、高血壓、糖尿病甚至腫瘤，都可能引起腎絲球病變。

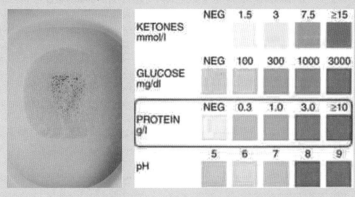

	NEG	1.5	3	7.5	≥15
KETONES mmol/l					

	NEG	100	300	1000	3000
GLUCOSE mg/dl					

	NEG	0.3	1.0	3.0	≥10
PROTEIN g/l					

	5	6	7	8	9
pH					

馬桶裡的小便泡泡歷久不散　　　　尿液試紙比對色卡上顯示愈綠愈嚴重

腎臟疾病

健康的腎　　　　　　　　生病的腎

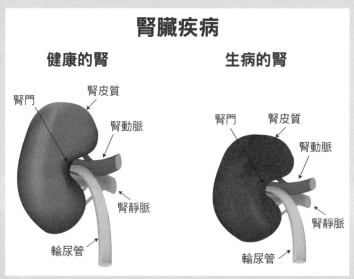

腎門　　腎皮質　　腎動脈　　腎靜脈　　輸尿管

蛋白尿常是腎病的前兆

088 抽血檢查為什麼要空腹？

有些檢查在學理上是會受到飲食、代謝而暫時影響其數據，特別是生化項目。空腹採血做檢查是有必要的，但並非絕對！

在臨床實際執行檢驗的學理上，確實發現有些檢查是會受到飲食、消化代謝而暫時影響其數據，特別是**生化檢查**項目。若造成實驗室誤檢或醫師誤診，其嚴重性雖可大可小，但至少這次不能明確反應真正身體生理狀況的檢查是無意義、浪費的。只不過常說的「驗血前要空腹（餓肚子）或不吃早餐」這句話，其實並不那麼精確！另外，門診抽血或健康檢查大多安排在早晨，主要是讓民眾來配合醫事機構的人員作業時間和習慣，這是有醫學背書支持的「便宜行事」。所以，本章是想讓一般民眾體認「抽血檢查必須要空腹」的迷思。

雖然常人是於早上才開始日常活動（劇烈運動會影響少數檢查的正常數值）；利用前晚睡眠時間禁食較容易；加上早餐通常較「簡單」，就算吃了，影響也較小。但真非得在早上抽血不可嗎？只要民眾對血液檢查有大致概念，依指示，身體有「飲食淨空」、少活動數小時以上，若能掌握真正的原則和精神，民眾其實不必挨餓，也不必非得在一大早特地匆忙趕到醫院抽血做檢查。至於因長期**高蛋白**、**重油脂**飲食所造成的「血較油」是會影響檢驗結果，但也不會因一次的禁食十小時而立即「血清清」。不過，這種屬於「脂血」檢體般導致檢驗儀器吸取血清標本時的技術誤差，有經驗的實驗室大都可技術上予以排除。

除了血糖、脂質、無機磷之測定外，大多數的生化、血清檢驗項目**並不須絕對禁食**。依禁食或飯後採血時間可分為：一、空腹fasting：徹底禁食十小時，最好在早上七到九點採血。二、隨機random：門診病人或臨時需要者在任何時間點所採的血液標本。三、飯後postpran-dial：指三餐飯後四小時內採血的檢體，大多使用於某些

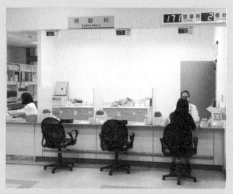

台中林新醫院檢驗科的抽血櫃台

會受飲食影響的抽血檢驗項目

檢查項目名稱	禁食限制/飲食規定	備　註
飯前血糖值AC	禁食8小時以上	若無法立即分離血清馬上測，最好使用特殊NaF抗凝血管。
飯後血糖值PC 2 hrs	正常餐後2小時 ±5分鐘	
隨機血液葡萄醣PC（飯後不限定血糖值）	無	最好有飲食和抽血時間紀錄。
膽固醇類 Chol.、HDL-C、LDL-C	最好禁食4～6小時以上	若無空腹，過油、高熱量餐食應避免。或下次再抽血。
血脂肪類 TG、lipoprotein		
腎功能、代謝 UA、BUN、Crea.	最好禁食6～8小時以上	若無空腹，影響較小。
心臟功能 LDH、CPK	最好空腹（無亦可）	室溫或4 保存檢體避免溶血。
血清學檢查 發炎風濕類 CRP、RF 各類抗体 IgA/IgM/IgG	最好空腹 最好空腹	若無空腹，影響不大。 若無空腹，影響較小。

要看飲食影響的相關特定檢查，如**飯後兩小時血糖**測定或**葡萄醣耐受試驗**等。

089 要怎樣知道她是否懷孕？

要想知道她是否懷孕？使用一般市售的尿液驗孕棒自驗即可。但為了提早知道或確認妊娠，請她挨一針抽血檢查也行。

人類絨毛膜性（促進）腺激素（human chorionic gonadotropin；**hCG**）是一種醣蛋白，由 α（甲）和 β（乙）兩個**次單元/亞單體**（subunits）所組成。雖然 α 和 β 次單元都具有高度免疫抗原性，但濾泡促素（FSH）、黃體促素（LH）、甲狀腺刺激素（TSH）這三種荷爾蒙與hCG的結構相似，也有幾乎完全相同的 次單元。而不同結構的 次單元則是區別這些荷爾蒙的主要分子，也是測定血液或尿中hCG濃度的目標物。

β-hCG正常分泌於**胎盤發育**時，受孕8～10天 β-hCG開始上升。隨著天數增加，尿液及血液裡的濃度愈來愈高到易於偵測，在第8～12週血清值達最高峰（所以才有抽血驗血中 β-hCG比較準的說法），然後慢慢下降。足月產後3～4天回歸到正常參考區間。

不方便自行驗孕者，到檢驗所取尿檢查，當場等報告。尿液懷孕試驗正常值：**Negative 陰性**（敏感度25 mIU/ml）。

使用「快速驗孕試驗」one step hCG pregnancy rapid test，試劑的 **anti-hCG β subunit單株抗体**與檢體中的 β-hCG作用，以色層分析法（chromatographic immunoassay）呈現陰性或陽性結果。

由於現今**one-step快速驗孕棒**的抗體研發技術已相當成熟，敏感度都很高，婦女在疑似當月月經沒來的數週內應可測得到（若是真的懷孕）。除非基於特殊原因，想要提早知道是否懷孕？到檢驗所驗血也是可行的。理由是上機用的抗體總是比簡易快速型的敏感，但重點還是在尿或血中的 β-hCG量是否已經超過「偵測線」。

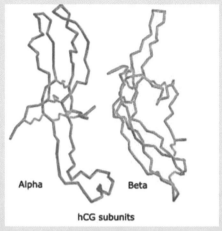

人類絨毛膜性（促進）腺激素 hCG 的 α 和 β 次單元結構式

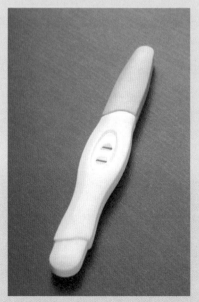

市售常見的快速驗孕棒呈現陽性反應（懷孕了）

090 Rh 血型為何重要？

除了ABO基本血型外，Rh血型的鑑定更加重要。

　　奧地利醫師**蘭德斯坦納**（Karl Landsteiner）和偉納（Alexander Weiner）在1940年（被譽為「輸血之父」的蘭德斯坦納與其學生自1900起陸續發現ABO等血型，蘭德斯坦納於1930年榮獲諾貝爾生理學及醫學獎），將印度恒河猴*Rhesus macacus*的紅血球注入兔子體內後，得到免疫血清。這血清裡有種抗體不僅能凝集恒河猴的紅血球，且與85 %白種人的紅血球亦會形成凝集反應，證明了絕大多數人類與恒河猴的紅血球上有**共同抗原**，故以**Rh**命名。

　　過去，血型抗原以發現先後依序命名為A、B、C、D⋯，後來C型是因紅血球上無抗原而改成0零，用字母O取代，這次新發現的Rh抗原依慣例則以D名之。凡是紅血球上有Rh抗原，稱為Rh$^+$（**陽性**）。這樣就使已發現的紅血球A、B、O及AB四種主要血型，又再附加一分為二成Rh$^+$和Rh$^-$兩類，共八種血型。ABO血型的血清抗體（如B型血中的anti-A）是人體自然生成，至於無論在Rh$^+$或Rh$^-$型血中出現不該有的anti-D（Rh抗体），則是來自懷孕或輸血的外來免疫刺激，輸入**Rh$^+$血即D抗原**時，接受者體內會產生抗體。

　　Rh是繼ABO血型發現後，臨床意義最大的一種血型，也是較複雜的血型（共有C、c、D、d、E、e六種不同抗原）系統之一，Rh血型不合的輸血亦會危及病人的生命。Rh血型的發現，使輸血工作更加科學化，並在進一步提高**新生兒溶血病**的實驗診斷和維護母嬰健康上（母子Rh血型不合的妊娠有可能發生死胎、早產和新生兒溶血症），扮演重要的角色。根據研究統計，Rh陽性在中國漢族及東方多數民族人中占99.7～99.5 %，少見的陰性率在台灣人群體中為0.2～0.5 %（我大學有位女同學即是Rh$^-$）；歐美白種人Rh陽性率約85 %；黑人則是96 %。

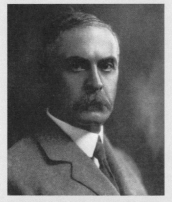
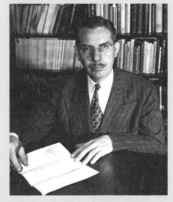

輸血之父 Karl Landsteiner 與 Alexander Weiner（由維基百科提供）

恆河猴因子

- 恆河猴因子，即是 Rh 因子。由科學家卡爾·蘭德斯坦納與亞歷山大·所羅門·偉納博士於 1937 年的實驗命名。

- 實驗兔子被注入恆河猴的紅血球，產生的抗血清可以與許多人種的紅血球形成凝集反應。

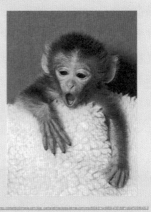

因實驗動物印度恒河猴的「貢獻」而以 Rh 因子命名紀念
（由 www.slideplayer.com 提供）

091 想查出貧血
為何要多種檢查一起做？

由於引起各種不同貧血的先天性（含基因變異）和後天性因素相當多且病因複雜，要多種檢查一起評估才有利正確診治。

或許很多人懷疑自己貧血，卻從未做過**全套血液計數**（CBC）等檢驗，也不太明白造成貧血的原因。貧血可能與營養不足有關；也可能是身上帶有某種不好的遺傳基因；也許是不正常失血（如經血過多）或某些疾病、藥物所引起的。貧血有時雖然很嚴重，但如果定期追蹤、治療，是還不至於有「生命危險」的問題。

我們一般或中醫常說的「欠血」、「缺血」定義較模糊，意思大概是指體內欠缺讓「氣血運行」順暢的東西，如**血色素不足**（攜氧能力弱）、**缺乏鐵質**（吃不夠或代謝問題造成血色素功能異常）、**影響紅血球數量或品質的營養素失衡**（葉酸、維生素B12）等。至於西醫所稱的**貧血**（anemia）則較嚴謹，分類方法也頗為複雜。因此，醫師在診治貧血症時，常要囑咐多種血液相關的檢驗（右頁上表）一起做，這樣才有助於找出真正貧血的原因，以對症下藥或提供正確的「食療」建議。

原則上，貧血問題主要與紅血球之**量**與**質**有關，這可能是先天或後天因素所造成的紅血球**數量不足**、**大小不一**、**畸形**（如鐮刀形）、紅血球內的**血色素量少**或有**缺陷**等。我慣以**紅血球大小**做為分類基準來介紹貧血相關檢查及其對應的貧血症。另整理成右頁下表，方便參考。

貧血檢驗需求	重點內容	說明
基本必做篩檢 **全套血液計數**	紅血球數量RBC、血色素 Hb.量；MCV；MCH。	找出紅血球數目、血色素量 偏低者是**貧血篩檢**最重要的 第一步。
找出貧血原因	**血清鐵** serum iron、 **總鐵結合能力** TIBC。	缺鐵、惡性、再生不良、出 血性貧血；海洋性貧血。
	鐵蛋白 ferritin； 維生素B12、葉酸測定。	缺鐵、溶血、惡性、巨細 胞、再生不良性貧血。
	膽紅素 bilirubin、G6PD、 銅離子 Cu。	紅血球易溶血原因。
	血色素電泳、Hb F 定量。	遺傳海洋性貧血鑑別。

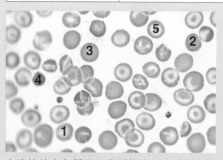

血液抹片中各種不正常形態的紅血球如大型
（1）、小型（2）、大型高染（3）、小型高
染（4）、標靶狀（5）及其他怪形狀。

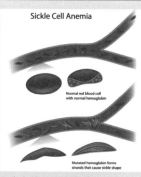

正常與鐮刀型紅血球

分 類	貧 血 症	常見的檢查結果意義與說明
正球性貧血	溶血性、先天或後天（化療） 再生不良性貧血；因白血病或 其他血液惡性病所造成的貧 血。	**紅血球數量偏低；MCV、 MCHC正常。** 各種原因單純所引起的骨髓製 造紅血球不良。
大球性貧血	以惡性貧血為主。 鐮刀形貧血、溶血性貧血也見 有大型紅血球。	**當MCV＞105，紅血球多呈巨 大狀**。維生素B12的吸收與胃壁 的**內在因子**有關。葉酸缺乏大 都因飲食不均衡。
小球性貧血	缺鐵性貧血、海洋性貧血。 含鐵蛋白紅血球母細胞貧血。 因各種慢性病所引起的貧血。	**MCV、MCH正常可排除海洋性 貧血。 MCV、MCH皆低則缺鐵性貧血 或海洋性貧血都有可能。**
怪球性貧血	鐮刀型、溶血性、再生不良性 貧血；球狀紅血球貧血。	**MCV、MCHC正常或異常都有 可能。** 加驗紅血球形態檢查來判斷。

092 什麼是海洋性貧血？

一種隱性遺傳的血液疾病，是因血色素中的蛋白鏈合成異常。

地中海型貧血的英文**thalassemia**源自希臘文，概略意思是the sea in the blood「**血中的海**」，最初是因地中海沿岸人口的貧血症而得名，1997年四月，衛生署統一改稱**海洋性貧血**。這是自體**隱性遺傳**的血液疾病，它是因血色素中的蛋白鏈合成異常，導致**紅血球變小**的先天性貧血症，主要分佈於地中海附近、中國長江以南、台灣和東南亞一帶。

海洋性貧血為台灣常見的單一基因遺傳疾病，大約6％（4.5％為 α 海洋性貧血；1.5％為 β 海洋性貧血）的人帶有這種缺陷基因，帶基因者的身體狀況通常與一般人無異，不見得會出現明顯的貧血症。

電泳技術（electrophoresis）是用於分離及鑑定血色素最簡便、準確的方法，廣泛應用在遺傳性貧血、異常血色素等疾病的臨床診斷。

一般說來，執行**血色素電泳分析**（Hb-Ep.）的重點在於：一、正常該出現的Hb A1和Hb A2比例（96：4）是否有異？二、是否有其他的變異型Hb如Hb F、Hb H、Hb S、Hb-barts？

由於 α 型海洋性貧血症是指血色素的 α 鏈有缺陷，但正常的Hb A1（**α2β2**）和Hb A2（**α2δ2**）都有兩條 α 鏈，其輕微減少或不良情形，甚至影響貧血的症狀無法用電泳圖分佈來鑑別。中、重度（有明顯小球性低血色素貧血症狀）的 α 海洋性貧血因會另外合成Hb H或Hb-barts（均因四條蛋白鏈有二、三條缺陷），於電泳圖上顯現出來，可鑑別診斷。有關輕度 α 海洋性貧血病人或其帶基因者無法藉由Hb-Ep.診斷出來的情形，在婚前健檢或孕婦產檢時顯得特別重要！

variant是指Hb上胺基酸的變異，常在電泳圖上不同位置出現。地中海貧血是基因promoter或enhancer出了問題，導致不製造 α 胜肽鏈或

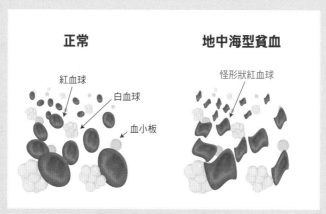

海洋性貧血各種怪異的紅血球形態

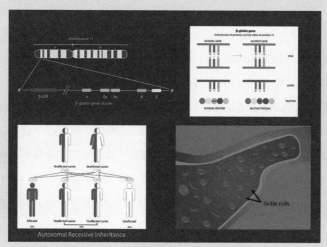

鐮刀型紅血球貧血的基因變異及其遺傳模式

製造不足。離子交換液相色層分析法（HPLC）可正確定量Hb A2及Hb
F，這是篩檢 α 海洋性貧血最重要的工具。當懷疑有variant Hb時，再
進一步以電泳定性確認。若個案同時存在缺鐵性貧血及 α 海洋性貧血
時，Hb A2不見得會超過正常參考值，因此，建議同時參考海洋性貧
血電泳/HPLC檢查報告增列之備註說明。

093 要達到什麼情況需要洗腎？

血清尿素氮、肌酸酐、計算值eGFR以及尿蛋白都超標，且經過追蹤及確認腎衰竭已嚴重到無法復原時，可能要去洗腎了。

嚴格說起來，檢驗血清尿素氮、肌酸酐甚至加上各種因素考量的計算值eGFR以及驗尿蛋白，都無法算是最好的**腎臟病「早期」篩檢工具**（但它們經濟方便又無其他更好的選擇）。理由是當這些檢驗的數值呈現異常或排尿出現大量蛋白時，表示腎功能或許**已壞到朝腎臟病變**的方向一去不復返。因此，以預防保健之角度來看腎功能檢驗的後續追蹤，著重於成人及中年長者的**定期多次**檢查，無論之前的檢驗結果異常與否。換句白話說，其實很容易理解，一年做兩、三次檢查與三、五年才難得做一次的人，是誰最終要去**洗腎中心**報到？

我特別將腎功能檢查異常超標時，需要做進一步的追蹤或進階檢查以及與腎臟疾病的關係整理於右頁下表供參考。

最後來談談**eGFR**（腎臟病預防保健最基本的檢查）。這是指就肌酸酐數值加上年齡、性別等因素之計算因子，使用以下公式求得之eGFR可用來及早找出有腎臟病變的高危險群，以利預防性的保健照護。因此，二代**成人預防保健檢查**將之增列為新項目。

$$eGFR = 186 \times (sCrea.)^{-1.154} \times (年歲)^{-0.203} \times (女性0.742) \times (種族因素)$$

測得血清肌酸酐值，利用上公式來估計腎絲球每分鐘過濾量，提供醫師對腎臟病診斷之參考、篩檢出慢性腎臟病高危險群以及糖尿病的早期照護。右頁上表列出**慢性腎病變分期**與**GFR數值**對照參考。

第一期	腎臟開始出現損傷	GFR正常≧90
第二期	腎臟輕度損傷	GFR稍低60～89
第三期	腎臟中度損傷	GFR中度下降30～59
第四期	腎臟重度損傷	GFR重度下降15～29
第五期	腎臟衰竭	GFR嚴重低＜15

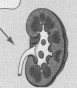

肌酸酐
代謝生成

90-95%透過腎
臟濾出

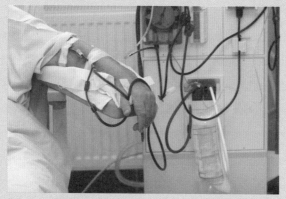

成人及中年長者應定期多做腎功能檢查，以免因腎病而去洗腎

檢驗項目/ 正常參考值	數值呈現結果與進一步之追蹤或進階檢查			說 明
	數值	檢 查 項 目	日期/次數	
血液尿素氮 BUN 8～26 mg/dl	＞30	尿液常規檢查 （蛋白、沉渣） 尿微白蛋白 （microalbumin）	七天內	區別**腎前**與 **腎性/腎後**因 素。
肌酸酐Crea. 男0.7～1.5 mg/dl 女0.6～1.3 mg/dl	＞2.0	尿液常規檢查 （蛋白、沉渣） 肌酸酐連做四次	七天內	確定是否已 有腎衰竭傾 向。
		後腰超音波	七天內	腎臟病變。
腎絲球過濾率 eGFR 正常≧90 危險＜29	低值	同肌酸酐	七天內	腎臟病變。

094 痛風一定是尿酸高嗎？

尿酸高並不代表一定會痛風、結石，但總是反應出在飲食及代謝、排泄上有問題，罹病機率高出許多。

　　臨床上發現，有時無法將尿酸數值過高與痛風劃上等號，不少人長期尿酸偏高，卻從未「痛風發作」。尿酸是否會堆積在「易感痛」的部位，似乎受到另一些不明的生理或代謝因素影響，或是沒有「感受」到痛風和誤檢、誤診所致。

　　由於民眾或醫師常有先入為主的觀念，普遍認為**痛風發作**時**檢驗尿酸**應可得到「高值」佐證，但事實呢？除了痛風症狀與尿酸數值沒有**百分百正比關係**的學理依據和臨床觀察外，若痛風患者已先行服用消炎（如類固醇）甚至降尿酸藥物才就診抽血檢驗（又未事先告知醫師），此時，尿酸大都在正常值以下或偏低（會影響尿酸的藥物，應停藥三天後檢驗才有意義），這是國內臨床檢驗機構經常會提及的「醫檢爭議」之一。

　　有高尿酸血症（hyperuricemia）傾向的人，須注意調整飲食習慣（避免高嘌呤食物）及多喝水，可有效降低血中尿酸濃度，減少腎臟負擔及痛風發作率。有關日常食物所含的嘌呤（普林）量見右頁表。在此特別提醒，常見含高嘌呤的飲食，簡單說有**動物內臟、紅肉、肉汁、高湯、黃豆製品、菠菜、菇類、蘆筍**以及含有**咖啡因**的飲料。

　　除了藥物外，低蛋白或低嘌呤的食物、經常性飲用過量的茶、大量的維生素C攝取等，都可能造成血中尿酸下降。對高尿酸血症的人來說是否該多吃呢？**過與不及**都是不好的！

　　根據流行病學的研究調查，痛風或高尿酸血症是有遺傳性的，某一族群或家族的人（曾有研究指出如台灣的部份客家人？如筆者），通常是因**嘌呤/尿酸代謝途徑**有輕微的先天缺陷，例如少了一種代謝酵素所導致的高尿酸血症及痛風。

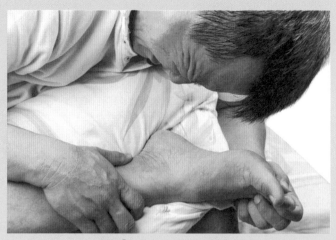

痛風「不是病」但痛起來要人命

食物分類	低嘌呤食物 100 g含0～25 mg	中嘌呤食物 100 g含25～150 mg	高嘌呤食物 100 g含>150 mg
奶類製品	牛奶、羊奶及其乳製品		
肉蛋類	雞、鴨蛋；皮、鹹蛋；豬、鴨血。	瘦豬、牛肉；雞肉、心、胗；鴨肉、腸；豬皮、肺、腰等。	豬肝、腸、脾；雞肝、腸；鴨肝；牛肚等。
魚類、海鮮及其相關製品	海蜇皮、海參、海藻、海帶。	草、鯉、鱔魚；旗魚、鯧、秋刀魚；烏賊；螃蟹；鮑魚。	鰱、吳郭魚；烏、鯊、馬加、皮刀、四破魚；牡蠣、蚌。
五穀根莖類	糙米、白、糯米；小、燕麥；藷、芋、藕。	胚芽。	
豆類及其製品		豆漿、腐、干；味噌；綠、紅、黑豆。	黃豆、發芽豆類。
蔬菜類	除了右方兩欄中、高普林之蔬菜外	青江菜、茼蒿；各式豆菜、菇、銀耳等。	蘆筍、紫菜、香菇、豆苗、黃豆芽等。
水果類	柑橘類、蓮霧、蘋果、梨子、枇杷、哈密瓜、黑棗。		
油脂、堅果類	各種植物油、瓜子。	各種動物油、花生、腰果。	
其他食物	葡萄、龍眼乾；蕃茄醬；糖果、冬瓜糖；果凍等。	栗子、蓮子、杏仁、酪蛋白、枸杞。	肉汁、濃肉湯、雞精、酵母粉、各種酒品。

095 癌症有什麼症狀？
可以自我早期發現嗎？

目前醫界有提出與癌症相關的「八大警訊」和「十大徵兆」，有了徵狀不一定表示罹癌，快去看醫生做檢查為上。

從癌症成為國人十大死因之首後，近幾年每年約有七、八萬人被診斷出罹癌（以2009當年為例，約有八萬七千人為新增惡性腫瘤病患），**平均每六分鐘左右台灣就有一人得癌症**。在死亡率方面，這幾年平均每年有四萬多人死於癌症（2010年41046人），約占所有**死亡人口的28%，每天有百來人因癌症死亡**。隨著文明化，台灣人的飲食和生活環境反而一直處於不良狀態，**罹癌傾向年輕化**，癌症患者平均壽命**減少八至十年**。早期檢查、提早治療是防癌的不二法門！

癌症如能早期發現，早期診斷，大多數病人可獲得根治。但臨床所見，大多數的癌症被發現時均非早期。癌症在早期常無特殊徵兆，甚至毫無病症。故病人不會主動就診檢查，而一旦發現明顯病症時往往「為時已晚」。其實，一些徵兆或症狀是可能與早期癌症有關的，可稱之為「早期徵兆」或「警訊」。癌症的早期發現，除了政府與醫界要重視外，當然還有賴民眾提高警惕，學會自我檢查，自我發現。

聯合國世界衛生組織WHO曾提出「八大警訊」，以做為民眾檢視腫瘤早期徵兆的參考。而中國醫學科學院則根據中國大陸的情況，也提出了「十大症狀」，做為引起人們對癌症注意的警號。筆者在此想要表達的是，人體任何組織器官都可能蔓生腫瘤細胞，引起的病徵（無論早晚期）相當多樣化，以下是節錄「八大警訊」及「十大症狀」中有關全身性、不分部位癌症的綜合徵狀描述。一、原因不明的體重減輕。二、不癒的傷口、不消的腫脹硬結、不明的經常性出血。三、久治不癒的乾咳或痰中帶血。四、.長期消化不良、食慾減退、消瘦，又未找出明確原因。五、原因不明的疲乏、貧血和發熱。

可能的癌症	可自我檢視的徵兆或病症
肺癌	咳嗽不止痰中帶血絲；氣短、出現喘鳴音；聲音嘶啞；反復發作的肺炎或支氣管炎。
肝癌	原則上肝細胞癌變早期沒有任何症狀。中晚期後可能有：肝腹疼痛；牙齦出血、皮下淤斑等出血傾向；消化道症狀與不適；下肢水腫；黃疸；消瘦乏力。
大腸直腸癌	有慢性腹瀉或便秘；感覺腸道不能完全排空；大便帶血，呈鮮紅或黑色；糞便變細變窄；腹部頻繁的脹氣痛或絞痛；噁心或嘔吐；總是感覺疲勞。
女性乳癌	不隨月經週期改變的乳房或腋下的持續性腫塊或增厚；乳房的大小，形狀或輪廓改變；乳頭溢出血性或透明液體；可能摸起來只有豌豆大小的乳房腫塊或團塊；乳頭或乳房皮膚感覺或外觀上的改變（凹陷，褶皺，呈鱗片狀或發炎等）；乳房或乳頭皮膚發紅；乳房的某處與雙側乳房其它區域有明顯不同。
口腔癌	嘴唇、牙齦或嘴巴內潰瘍，超過一個月不會好；臉頰內出現舌頭可以觸覺到的腫塊或變厚；口腔中任何部位有白色變化；咀嚼或吞嚥困難；嘶啞。
攝護腺癌	小便不順暢、開始或停止小便困難、尿流微弱；頻尿，尤其在夜間；小便疼痛或有燒灼感；勃起困難；小便或精液帶血或凝塊。
子宮頸癌卵巢癌	陰道異常出血，包括絕經後陰道流血；陰道分泌物異常；腹部脹大；骨盆或腹部疼痛。
皮膚癌	鱗屑，結痂或表面光滑的扁平紅斑；堅硬的紅色小腫塊；痣的顏色不均；不對稱：痣的一半看上去與另一半形狀不同；經常暴露於陽光下的皮膚處有不消退的鱗屑狀紅色或褐色斑点。

　　在人類能徹底抗癌之前，預防和早期檢測是保護我們遠離癌症的重要措施。據研究，有三分之一的癌症都是可以及早預防，早期檢測能救助大多人的生命。依據亞洲癌症研究基金會將一些常見癌症類型的初期症狀整理於上表供參考。當然，如果您的身體出現表列症狀，並不一定表示您患有癌症，請立即就醫做檢查。

096 腫瘤標幟物
是如何應用於早期抽血癌篩？

腫瘤標幟是指人體組織細胞「不當」增生時所分泌或引發的化合物，當在血中被定量測到時，可評估與某些癌症有關聯。

簡單說，**腫瘤標幟（物）**（tumor markers）是指人體組織細胞「不當」增生時所分泌或引發的化合物，可在周邊血液中以生化或免疫學的方法予以**定量**測得。且在臨床上的研究統計，證實與某些癌症的關聯頗大（絕大多數的腫瘤標幟測定可做為治療預後、監控復發的指標）。理論上，隨著細胞「癌化」，腫瘤標幟在癌症病人體內的含量會日益升高，而這是在正常人或一般良性疾病上不應出現或沒有（濃度很低）的。

由於許多癌症的檢查如**醫學影像、生檢切片、內視鏡**等的確診率雖高，但發現時通常已是癌症中末期。因此，如何早期發現癌症、儘早治療，是半世紀來所有從事生物醫學工作者覺得熱門且負有使命感的研究範疇，特別在所謂的**腫瘤相關**（tumor-associated）**物質**或**腫瘤標幟物**的偵測研發與應用。

筆者從事與健康檢查相關的醫學檢驗工作已逾十五年，在推廣「健康自主管理」、「及早發現儘早治療」之檢查觀念的同時，不少民眾對癌症診治或檢驗仍有不少「疑慮」。我常釋疑說：「抽血當然可以驗癌症！而且是最**方便**、便宜的**篩檢第一步**。」「您若去醫院、診所，醫生是不會幫您抽血做癌症篩檢！免錢的健保是給病人用的，預防性檢查是**顧健康**，都要**自費**，難道要等生病或得癌時再來看免錢的嗎？」

很多癌症（尤其是肝癌）早期都不痛不癢，也沒特別不舒服的感覺，當已發現典型病症時，大多已是惡性腫瘤後期甚至原發癌細胞已轉移（到了轉移想救都很難）。所以，癌症防治最重要的就是**早期發現**

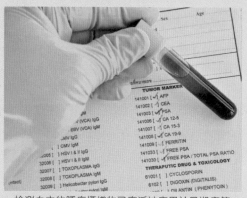

檢測血中的腫瘤標幟物已廣泛被應用於早期癌篩

分　類	腫瘤標幟或相關物質	可能相關的惡性腫瘤疾病
癌胚胎抗原 oncofetal antigen	**CEA** carcinoembryonic Ag **AFP** α-fetoprotein	大腸直腸、胰、食道、肺癌。 肝癌；睪丸癌；膀胱炎。
單株抗体 對應之抗原 McAb- antigen	**CA 125**	卵巢癌；子宮內膜癌。
	CA 19-9	胰臟癌；膽管、膽囊癌。
	CA 15-3	乳癌；卵巢癌；肺癌。
	CA 72-4	胃癌；卵巢癌；子宮頸癌。
	CA 21-1	非小細胞肺癌。
酵素活性蛋白 抗原 enzyme- activity protein (Ag)	**SCC** squamous cell carcinoma	子宮頸癌、子宮內膜癌；肺、頭頸癌。
	PSA prostate specific antigen	攝護腺肥大、攝護腺癌。
酵素 enzyme	**NSE** neuron specific enolase	小細胞肺癌； 惡性黑色素瘤。

儘早治療，當血液裡的**腫瘤細胞標幟物指數**已異常升高，再進一步做抹片、內視鏡、切片、X光、超音波、核磁共振（MRI）、電腦斷層掃瞄（CT scan）等，才是經濟、有效率又正確的保健步驟。

　　有關國內檢驗醫學中常見的腫瘤標幟物應用檢查及可能相關的癌症，整理於上表供各界指教（紅字主要指標篩選癌症）。

097 子宮頸癌會傳染嗎？

HPV是造成子宮頸癌的主因之一，但不是所有的HPV病毒感染都會造成子宮頸癌，更無法說子宮頸癌會靠病毒來傳染！

　　子宮頸癌是最常聽過的婦女癌症，雖然子宮頸在十大癌症中敬陪末座，但子宮頸癌發生率的排名卻是**婦科癌症第一位**。各個年齡層的女性都有可能發生子宮頸癌，但以二十五歲到四十五歲的婦女最為常見，死亡人數佔全部癌症病亡的4％。

　　女性子宮頸的細胞可能因長期受到刺激或感染而發生一連串的炎症反應，導致正常健康的子宮頸細胞異常增生，有可能轉變為早期的子宮頸癌細胞。子宮頸癌的成因目前被發現可能藉由性交感染**人類乳突（腫瘤）病毒**（Human papilloma virus，簡稱HPV）而轉變為子宮頸癌細胞。受到HPV感染機會較高的女性，相對的也較易得到子宮頸癌。至於單一性伴侶，其性生活的頻率並不影響子宮頸癌發病的機率。雖然HPV是造成子宮頸癌的主因之一，但不是所有的HPV感染都會發展成**子宮頸上皮內瘤樣病變**（cervical intraepithelial neoplasia；CIN）和子宮頸癌。因此，無法斷章取義簡單說：「**子宮頸癌是會靠病毒來傳染生成的！**」

　　一般將HPV視為一種**DNA腫瘤病毒**。病毒會感染人體的表皮和黏膜組織，目前約有一百七十型的HPV被鑑別出來，有時HPV入侵人體後會引起**疣**甚至**癌**症，但大多時候是沒有任何臨床症狀。大概有三十到四十型的HPV會透過**性行為**傳染到**生殖器及周邊皮膚**，而其中又有些會引起**性器疣**。若反覆感染某些高危險性，且又沒有疣等症狀的HPV類型，可能發展成為**癌前病變**，甚至是**侵襲性癌症**。經研究99.7％的子宮頸癌，都是因感染HPV所造成。根據臨床觀察，**HPV型16、18與子宮頸癌、陰莖癌有關**。

　　根據台灣癌症基金會的說帖，指出：「只要發生親密性關係，就有

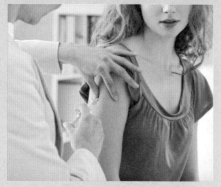

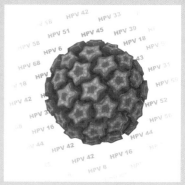

女性朋友可盡早接種 HPV 疫苗
以預防子宮頸癌

HPV 病毒顆粒模擬圖

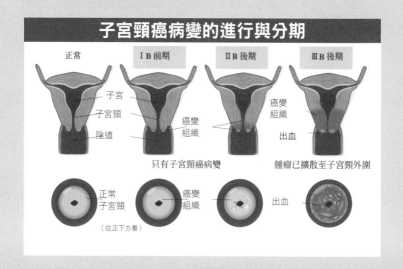

子宮頸癌病變的進行與分期

| 正常 | ⅠB 前期 | ⅡB 後期 | ⅢB 後期 |

子宮
子宮頸
陰道

癌變
組織

癌變
組織

癌變
組織

出血

只有子宮頸癌病變

腫瘤已擴散至子宮頸外圍

正常
子宮頸

癌變
組織

出血

（從正下方看）

感染HPV病毒的風險。小心！妳可能會不知不覺讓子宮頸癌上身！」另外，有關子宮頸癌的防治，台灣醫界一般提出以下三個安全預防守則供民眾遵循。一、按醫囑施打HPV疫苗，施打HPV疫苗是預防HPV病毒感染最直接且積極的方法。二、定期接受子宮頸抹片檢查，早期發現。三、安全的性行為，建議在做愛時全程使用保險套。

098 甲狀腺激素是在檢查什麼？

因甲狀腺機能異常所導致的功能亢進或低下，深深影響全身細胞的新陳代謝，引發疾病。檢驗出來，盡早就醫治療。

甲狀腺（thyroid gland）是脊椎動物非常重要的腺體，屬於**內分泌器官**，它位於哺乳動物頸部甲狀軟骨下方、氣管外圍。人類的甲狀腺重約30克，似蝶形、猶如盾甲，故中文得名「甲狀」（為避免不必要的誤解，本書在譯名上特以thyroid＝甲狀腺；thyro＝甲腺表示之，譬如thyroid hormone甲腺激素；thyroxine甲腺素）。

甲狀腺製造、分泌甲狀腺激素，簡單說，以控制全身細胞使用能量、合成蛋白質的速率並調節身體組織對其他荷爾蒙的感受性。例如**三碘甲腺素**（triiodothyronine；**T3**）、**甲腺素**thyroxine（又稱四碘甲腺素，tetraiodothyronine；T4），對所有組織的氧消耗及熱量生成影響很大，為調節細胞生長、發育和成熟等生理狀況的重要激素。

甲狀腺激素釋入血中隨循環系統流經全身，一般是以直接擴散的方式進入細胞內，與細胞核DNA上的接受器（nuclear receptor）結合，以控制生理蛋白的合成。另外，甲狀腺亦可分泌甲腺抑鈣素（thyrocalcitonin，或稱**降鈣素**calcitonin），調節血中鈣離子的平衡。

甲狀腺功能異常（或說機能障礙）簡單分為兩類，即甲狀腺**亢進**（**hyper**thyroidism）和甲狀腺**低能**（**hypo**thyroidism），想靠實驗室檢驗數據來鑑定，得綜合多項檢查才能做出最正確的診斷。並依相關檢查來區分亢進或低下是**甲狀腺本身**的問題，還是其他病因如**自體免疫、結合蛋白缺乏**等。1950年代之前只能利用基礎代謝率（BMR）來評估甲狀腺功能，後來進步到用蛋白結合碘及甲腺素碘來評估。近年來因**放射及酵素免疫分析**技術的進步，各種與甲狀腺相關的激素和蛋白均可直接以自動化免疫分析儀測定其含量。有關懷疑甲狀腺機能障礙之初步實驗室檢查列於右頁表，檢驗結果及意義說明可供參考。

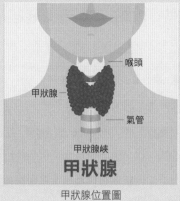
甲狀腺位置圖

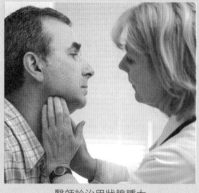
醫師診治甲狀腺腫大

檢 查 項 目	檢驗結果		意 義 說 明
甲狀腺刺激素 thyroid stimulating hormone	↓（下降）或 低到測不出		甲狀腺機能亢進
三碘甲腺素 T3	↑（增高）		* T4正常而只T3之甲狀腺中毒症 臨床上也常見。 T3正常而只有T4上升較少見。
甲腺素 T4	↑ 或 正常		
游離甲腺素 free T4	或 f T3其一 ↑		
甲狀腺刺激素 TSH	↑		甲狀腺機能低下
三碘甲腺素 T3、甲腺素 T4	T3↓	T4↓	小細胞肺癌； 惡性黑色素瘤。
三碘甲腺素攝取率 T3 uptake	↑（間接 f T4）		甲腺素結合球蛋白合成不足。
游離甲腺素指數 free T4 index	↑		亢進；白蛋白缺乏。
甲腺素結合球蛋白 thyroxine binding globulin	↑或↓		區分T3、T4異常是否與TBG有 關？
甲腺球蛋白 thyroglobulin；TG	↑活性強		甲狀腺疾病、腫瘤。
TSH接受體抗体 TSH-receptor Ab	↑		以區分葛瑞夫氏病（Grave's disease）與甲狀腺亢進。
甲腺素自體抗体 thyroid autoantibody test	↑或↓		區分一些自體免疫病與甲狀腺 亢進或低下。

099 診治過敏病要先了解 過敏免疫反應

過敏是種文明病，在診斷與治療上都涉及了過敏免疫反應。

　　動物體對入侵的外來物質會產生免疫反應（immune response），目的不外乎抵抗外來物，保護組織細胞，以免生命受威脅。但免疫反應對某些個體而言並非全然有益，有時候因**抗原抗体反應**或**抗原與免疫細胞間**的**交互作用**而導致組織傷害甚至病變。

　　過敏反應（hypersensitivity；allergic reaction）是指個體先前曾「認識」了某種外來物，刺激免疫系統產生免疫球蛋白（immunoglobulin）及活化了免疫細胞，而後當再次「遇到」該物質（或類似物）時，因過度或不適當之反應所造成的組織病理傷害。任何能引發過敏的物質統稱為**過敏原**（allergen）。過敏原的種類相當廣泛，包括結構複雜的蛋白、酵素，也有小分子的半抗原（hapten），進入人體的方式有**吸入、吃進來、接觸**（如染髮劑）或**注射**（如盤尼西林）。過敏會不會發生？與是否有機會**反覆接觸**過敏原和個體的**感受力**有關，而感受力即是所謂的「過敏體質」，這又涉及了遺傳。

　　簡單來說，過敏反應分為**即發型**（immediate type）和**遲發型**（delayed type）。前者的反應快速生成、消退也快，與體液性免疫（抗体）有關，常見的全身性過敏症為**過敏性休克**（anaphylaxis）；局部的則是花粉症；過敏性結膜炎、腸胃炎、**鼻炎；氣喘、濕疹**、異位性皮膚炎、蕁麻疹等。遲發型是由細胞性免疫（cellular immunity）所引起，需要兩、三天的反應期，如**接觸性皮膚炎**（contact dermatitis）。以下配合右頁圖示，簡單說明由免疫球蛋白E（IgE）所引發的過敏反應。

　　小時候，我們首次吸入**塵蟎的糞便**或吃入**蛋白、牛奶、蝦蟹**，過

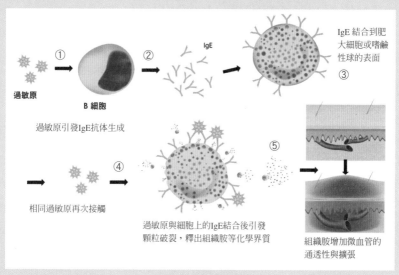

過敏原　①　B細胞　②　IgE　③　IgE 結合到肥大細胞或嗜鹼性球的表面

過敏原引發IgE抗体生成

相同過敏原再次接觸　④　過敏原與細胞上的IgE結合後引發顆粒破裂，釋出組織胺等化學界質　⑤　組織胺增加微血管的通透性與擴張

過敏反應基本理論

敏原的抗原成份被B細胞所認識（如圖（1））。B細胞「通知」漿細胞產生許多可與過敏原結合的**特異性IgE**（Sp. IgE）於血中（如圖（2））。Sp. IgE與位於局部組織黏膜上的肥大細胞、嗜鹼性球接合且「待命」（如圖（3））。當下次再接觸到相同過敏原時，眼結膜（花粉症）、呼吸道（氣喘、鼻炎）、腸道、皮下（濕疹、異位性皮膚炎、蕁麻疹）組織中被Sp. IgE**致敏化**（sensitized）的肥大細胞，會透過細胞表面的IgE與過敏原結合（如圖（4））。

接著，起動一連串的細胞內反應，肥大細胞內的多種顆粒會胞解破裂，釋出**組織胺**（histamine）、**前列腺素**（prostaglandins）、血清胺（serotonin）、動素類（kinins）等具有生理作用的化學媒介物和細胞激素（如圖（5））。這些化學物質可引發血管擴張、通透性增加及平滑肌收縮，造成臨床症狀。此型過敏症較麻煩的是還會陸續引起**過敏炎症**（allergic inflammation），致病機轉頗為複雜，參與的免疫細胞如嗜酸性球（eosinophil）及化學物質更多。

100 小孩有過敏，醫師說可先驗過敏原群，那是什麼？

利用常見的吸入性或食物過敏原所混合的試劑，來測定血中特異性IgE的濃度，以縮減單獨找出各別過敏原的範圍。

會引發過敏症（如氣喘；過敏性鼻炎、皮膚炎；異位性濕疹）的**過敏原**雖然有**主要**（major）、**次要**（minor）之分，但「有意義」的共約數百種，就算在台灣因氣候、溫濕度環境、飲食習慣及人種體質與歐美不同，常見的過敏原也超過五十種。

無論國內外的醫師欲透過實驗室的IgE檢測來找出過敏原，基於費用及效益考量，實在無法每樣都做。因此，過去某瑞典醫藥大廠根據其在過敏原檢測的豐富經驗，從原本純化的單項過敏原製劑中，挑選出三至六項符合全球各地過敏原盛行率、合適使用的過敏原混合於（allergens mix）他們所稱的「單一ImmunoCAP」（右頁圖）內。讓醫師可根據過敏患者的病症、病史及生活飲食習慣，選擇先定量檢測「過敏原群」，以縮小後續要找出主要過敏原的範圍。

經由推廣，國內有一種**吸入性**（inhalant）過敏原群及兩種**食物**過敏原群（fx2、fx5），常用來檢測血中對過敏原有特異性反應的免疫球蛋白E（allergen Sp. IgE）。**Phadiatop®**（原是商品名，現已成檢驗名稱）混合了屋塵蟎、粉塵蟎、德國蟑螂、貓狗皮毛屑、黴菌孢子混合（mold mix）、花草樹花粉混合（pollen mix）等十九種；**海鮮食物過敏原群**（fish/shell mix；**fx2**）混合鱈魚、鮪魚、鮭魚、蝦、紫貽貝五種海鮮；**常見食物過敏原群**（food mix；**fx5**）則是蛋白、牛奶、鱈魚、小麥、花生、大豆等六種。

使用FEIA法上自動化分析儀所提示的參考值（所有項目，不分Phadiatop、fx2、fx5）如下：**正常**（過敏原Sp. IgE很少）**< 0.35 KU/L**。

食物所引起的過敏以表現在腸胃道及皮膚為主，吸入性過敏原常

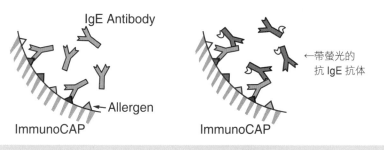

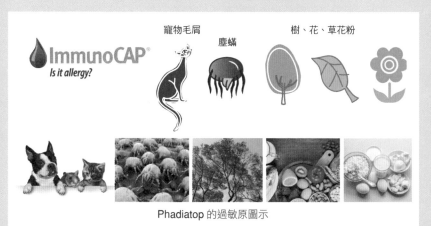

使用 ImmunoCAP FEIA 檢測 IgE 的基本原理

Phadiatop 的過敏原圖示

過敏原群所混合的各種過敏原圖示

造成氣喘、鼻炎等病症。但這只是一般的通則，臨床上偶見有過敏兒吃草莓或花生醬所引起的急性呼吸道症狀比濕疹、蕁麻疹還明顯的個案。因此，未成年的小朋友要篩檢過敏原，強烈建議最好吸入性及食入性都要做。

食物過敏原則較麻煩，因為常搞不清楚是主要成份或製作過程的混合物、添加物含有過敏原抗原分子，烹調溫度或製備程序是否已破壞了過敏原（生食較易過敏）？譬如**蛋糕**可能就含有蛋白、牛奶、小麥、花生、黃豆（油）、水果（草莓、芒果、哈密瓜是主要的水果過敏原）。好在，對某種食物是否過敏可用「經驗法則」來避開或證實。

101 X 光檢查是否有副作用？

照X光畢竟是屬於一種輻射曝露，在疾病治診上醫師會衡量輕重，即使可能有少許副作用，但該做的檢查還是得做。

　　在未說明醫療用的放射（輻射）線（radiation）是否會對人體造成傷害前，應簡單向民眾解釋什麼是**輻射**？

　　輻射是一種以波形式或高速粒子的型態傳送的能量，依照能量的高低分為**非游離輻射**與**游離輻射**。非游離輻射泛指能量較低，無法與物質作用產生游離的輻射，如太陽光、燈光、紅外線、無線電波、手機的電磁波等。游離輻射則是能量較高，可與物質產生游離作用的輻射，例如**電磁輻射**的**X光**或同位素產生的**伽瑪（γ）射線**，或者**粒子輻射**。通常在影像醫學檢查的範圍以X光為主要的輻射種類；利用低活性同位素注入人體內進行的核子醫學檢查，則用到伽瑪射線。

　　1895年德國物理學家侖琴（W.C.Röentgen）發現了一種眼睛看不到卻能穿透物質的射線，因為不知道射線的名稱，所以稱為「X」射線，也就是現在俗稱的X光，是最早發現游離輻射的開始。

　　當人體接受輻射能量時，體內細胞和水分子會被游離或激發，造成染色體（DNA）斷裂，同時水分子被游離後產生氫氧自由基，這些自由基經過一連串的化學反應造成細胞分子損傷。但人體細胞有自行修復的能力，能夠恢復正常，萬一損傷嚴重（輻射劑量是會累積的）到無法修復或修復錯誤，則會造成細胞死亡或突變。輻射對於人體的效應可分為**確定效應**與**機率效應**。當人體接受輻射劑量高於某個程度以上時（如日本廣島原爆、蘇聯車諾比核災），許多細胞會死亡或無法正常修復，進而產生疲倦、噁心、嘔吐、皮膚紅斑、脫髮、血液淋巴球驟減等現象；劑量更高時，甚至會死亡，這種稱為「確定效應」。確定效應必須超過低限劑量才會產生。如果因輻射引發癌症或不良遺傳，這種機率則無低限劑量，且發生的機率隨著所吸收或累積的輻射

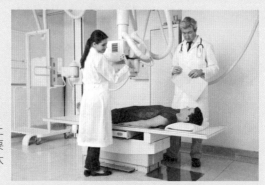

X光檢查是疾病診治上的「必要之惡」，只要醫界及民眾有不要照太多的共識

劑量成正比，稱為機率效應。以發生效應的快慢來說，又可分為急性與慢性效應。急性反應常產生上述症狀；慢性反應則如影響胎兒，引起白內障、白血病，癌症等。人體各器官對於輻射的敏感度有高有低，感度高的組織器官包括胎兒、淋巴組織、生殖腺、骨髓、脾臟、皮膚、水晶體、消化道（高感度組織部位不宜常照）。感度中低等的則是肝臟、血管、肌肉、骨骼、神經。也因此，在相同劑量輻射下，身體不同的暴露部位，會引發確定效應的低限劑量值，各有不同。

　　雖然醫生大都告訴民眾——每次照X光的劑量都很低，不用恐懼。但比較令人擔心的是X光的傷害效果是累積的。只要有一次引起傷害，下一次接受X光照射，傷害就會更惡化。美國衛生部門的報告指出，X光是否造成細胞傷害，跟性別、年齡以及身體狀況也都有關係。國內的醫師學會及核子醫學會經常為文承認，在台灣人民普遍缺乏醫學知識的狀況下，跟病人溝通會把問題複雜化。「所有與放射有關的醫療處置或檢查（含設計理念或儀器設備）都有它的優缺點，我們若是跟病人講太清楚，他們只會看缺點而不看優點，」「今天會用在病人身上，基本上就是安全的，經過學理評估是兩害取其輕的（即使是高劑量的放射療法）！」雖然單一次X光檢驗的劑量很低，但是因醫院行政上的措施（講白一點就是毫無意義的濫用），也很容易累積病人體內的X光輻射劑量。

參考書籍和資料

1. 詹哲豪；健檢報告完全手冊，初版一刷。晨星出版有限公司，台灣；2014年。

2. 林明泉：臨床鏡檢學，初版六刷。合記圖書出版社，台灣；1997年。

3. 何敏夫：血液學，四版一刷。合記圖書出版社，台灣；2004年。

4. 何敏夫：臨床化學—原理與實驗，初版二刷。合記圖書，台灣；1994年。

5. 林偉平等：臨床檢驗項目—臨床意義與使用說明，第三版。藝軒圖書出版社，台灣；2010年。

6. 詹哲豪、林琇茹等；微生物學，一版一刷。華杏出版公司，台灣；2010年。

7. 詹哲豪、林琇茹等；簡明微生物學，七版一刷。華杏出版，台灣；2006年。

8. 楊文琪等；醫護檢驗手冊，二版一刷。華杏出版（股）公司，台灣；2011年。

9. 郭雅音：臨床血清免疫學，三版一刷。藝軒圖書出版公司，台灣；2002年。

10. 李德源等：15位名醫談高血脂—血液中的隱形殺手，初版。天下雜誌出版社，台灣；2003年。

11. 詹哲豪；過敏-你需要知道的101個知識，初版一刷。晨星出版有限公司，台灣；2017年。

12. 周子秋主編：實用臨床檢查，二版。廣思醫學開發中心，台灣；2001年。

13. 徐仁杰等：檢驗手冊，六版。邱內科核醫部暨立人檢驗所，台灣；2011年。

14. 王榮濱等：檢驗目錄，五版一刷。聯合醫事檢驗所，台灣；2011年。

15. 詹哲豪、顏宗賢：標準作業及衛教手冊，初版。國昌檢驗所，台灣；2013年。

16. 李碧雲：貧血簡介。台灣醫檢會報，59；Vol.26 No.3，2011。

17. 呂振富：尿液常規檢查的目的與臨床意義。台灣醫檢會報，53~54；Vol.26 No.4，2011。

18. GHMC醫研部：預防保健手冊，三版。全球醫院醫院管理顧問（股）公司，台灣；2012年。

感謝以下網站提供參考資料及圖片

www.en.wikipedia.org

www.shutterstock.com

www.alibaba.com

www.ucl.com.tw

www.longyaojy.gov.cn.com

www.medical-part.com

www.medicaldictionary

www.yumax.com.tw

www.lifetec.com.tw

www.roche-diagnostic.cn

www.bio-rad.com

www.hk.earlaser.org

www.kenny-article-collection.
blogspot.tw

www.54md.com

www.cichb.gov.tw

www.healthwomen.com.tw

www.sciencedirect.com

www.victorordu.wordpress.com

www.hivehealthmedia.com

www.big5.ce.cn

www.laboratorytests.net

www.baike.com

www.healthtap.com

www.medicine.mcgill.ca.com

www.slideplayer.com

www.timetoast.com

www.arkray.co.jp

www.sysmex.com.hk

www.microscopecompany.co.uk

www.health.rush.edu.com

www.vet.osu.edu.com

www.udel.edu.com

www.clinilab.cl.com

www.aronlab.diytrade.com

www.scipark.net

www.mwap.co.uk

www.hellabio.com

www.yhyg.com

www.gb.big5.voc.com.cn

www.med4you.at.com

www.nutri.jif.org.com

www.glycoforum.gr.jp

www.cylife.com.tw

www.win.interlab-srl.com

www.baike.soso.com

www.bpac.org.nz

www.tvbs.com.tw

www.basechem.org

www.cht.a-hospital.com

www.big5.39kf.com

www.iiyi.com

www.springerimmage.com

www.acb.sagepub.com

www.intechopen.com www.
content.onlinejacc.org

www.stroke.tw.com

www.faculty.ccbcmd.edu.com

www.52qe.cn

www.nutriology.com

www.talk.new.pts.org.tw

www.lookfordiagnosis.com

國家圖書館出版品預行編目資料

你需要知道的 101 個健康檢查知識 / 詹哲豪作 . -- 初
版 . -- 臺中市 : 晨星 , 2017.10
面 ; 公分 . -- (看懂一本通 ; 002)
ISBN 978-986-443-339-1(平裝)

1. 健康檢查 2. 檢驗醫學

412.51 106014670

看懂一本通 002

你需要知道的 101 個健康檢查知識

作者	詹哲豪
編輯	陳銘民
執行編輯	張光耀
校對	張光耀、詹哲豪
美術設計	王志峯
封面設計	王志峯

創辦人	陳銘民
發行所	晨星出版有限公司
	台中市 407 工業區 30 路 1 號
	TEL:(04)23595820 FAX:(04)23550581
	E-mail:service@morningstar.com.tw
	http://www.morningstar.com.tw
	行政院新聞局版台業字第 2500 號
法律顧問	陳思成律師
初版	西元 2017 年 10 月 15 日

郵政劃撥	22326758 (晨星出版有限公司)
讀者服務	(04) 23595819 # 230
印刷	上好印刷股份有限公司

定價：350 元

（缺頁或破損的書，請寄回更換）

ISBN 978-986-443-339-1

Printed in Taiwan.

以下資料或許太過繁瑣,但卻是我們了解你的唯一途徑

誠摯期待能與你在下一本書中相逢,讓我們一起從閱讀中尋找樂趣吧!

姓名:＿＿＿＿＿＿＿＿＿＿ 性別:□ 男 □ 女 生日:＿＿ / ＿＿ / ＿＿
職業:□ 學生 □ 教師 □ 內勤職員 □ 家庭主婦 □ 軍警 □ 企業主管 □ 服務業
□ 製造業 □ SOHO 族 □ 資訊業 □ 醫藥護理 □ 銷售業務 □ 其他＿＿＿＿＿＿
E-mail:＿＿＿＿＿＿＿＿＿＿＿＿＿ 聯絡電話:＿＿＿＿＿＿＿＿＿＿＿
聯絡地址:□□□ ＿＿＿＿＿＿＿＿＿＿＿＿＿＿＿＿＿＿＿＿＿＿＿＿＿＿
購買書名:你需要知道的 101 個健康檢查知識
•誘使你購買此書的原因?
□ 於 ＿＿＿＿＿＿＿＿＿ 書店尋找新知時 □ 看 ＿＿＿＿＿＿＿ 報紙/雜誌時瞄到
□ ＿＿＿＿＿＿＿＿＿ 電台 DJ 熱情推薦 □ 親朋好友拍胸脯保證 □ 受海報或文案吸引
□ 電子報 □ 晨星勵志館部落格/粉絲頁 □ 看 ＿＿＿＿＿＿＿＿＿ 部落格版主推薦
□ 其他編輯萬萬想不到的過程: ＿＿＿＿＿＿＿＿＿＿＿＿＿＿＿＿＿＿＿＿＿
•本書中最吸引你的是哪一篇文章或哪一段話呢? ＿＿＿＿＿＿＿＿＿＿＿＿＿＿
•你覺得本書在哪些規劃上還需要加強或是改進呢?
□ 封面設計 □ 版面編排 □ 字體大小 □ 內容
□ 文/譯筆 □ 其他 ＿＿＿＿＿＿＿＿＿＿＿＿＿＿＿＿＿＿＿＿＿＿＿
•美好的事物、聲音或影像都很吸引人,但究竟是怎樣的書最能吸引你呢?
□ 價格殺紅眼的書 □ 內容符合需求 □ 贈品大碗又滿意 □ 我誓死效忠此作者
□ 晨星出版,必屬佳作! □ 千里相逢,即是有緣 □ 其他原因 ＿＿＿＿＿＿＿
•你與眾不同的閱讀品味,也請務必與我們分享:
□ 心靈勵志 □ 未來趨勢 □ 成功故事 □ 自我成長 □ 宗教哲學 □ 正念禪修
□ 財經企管 □ 社會議題 □ 人物傳記 □ 心理學 □ 美容保健 □ 親子教養
□ 兩性關係 □ 史地 □ 休閒旅遊 □ 智慧格言 □ 其他 ＿＿＿＿＿＿＿
•你最常到哪個通路購買書籍呢? □ 博客來 □ 誠品 □ 金石堂 □ 其他＿＿＿＿
•你最近想看哪一位作者的書籍作品? ＿＿＿＿＿＿＿＿＿＿＿＿＿＿＿＿＿＿
•請推薦幾個你最常看的部落格或網站? ＿＿＿＿＿＿＿＿＿＿＿＿＿＿＿＿＿

以上問題想必耗去你不少心力,為免這份心血白費
請務必將此回函郵寄回本社,或傳真至(04)2359-7123,感謝!
若行有餘力,也請不吝賜教,好讓我們可以出版更多更好的書!
•其他意見:

晨星出版有限公司 編輯群,感謝你!

更方便的購書方式

(1) 網　　站：http://www.morningstar.com.tw
(2) 郵政劃撥：賬號：22326758
　　　　　　戶名：晨星出版有限公司
　　　　　　請於通信欄中文明欲購買之書名及數量
(3) 電話訂購：如為大量團購可直接撥客服專線洽詢

如需詳細書目上網查詢或來電索取。
客服專線：04-23595819#230　　傳真：04-23597123
客戶信箱：service@morningstar.com.tw